総合診療医として生きる

芸術力で西洋医学と東洋医学をつなぐ

南越谷健身会クリニック院長
医学博士
周東 寛
Hiroshi Shuto

コスモ21

もくじ――総合診療医として生きる

Part I

「病気主体」ではなく「患者さん主体」の医療を目指す

Part Ⅱ 儒教の歴史に深くつながる医師の家系

第三章　台湾から見える日本――儒教の受容と変遷

カバーデザイン◆中村　聡

プロローグ　高まる総合診療への期待

健康の主役、治療の主役は患者さん自身

ひと昔前は、医師のほうが患者さんより上で、「俺が治すのだから、病人は言われたことを素直に聞いていればいい」と考える医療従事者もいました。病人が治療法や薬の知識をもっても不安になるだけだと決めつけていたのです。しかし今は、インフォームドコンセントという考え方が浸透してきています。

医師は治療法や薬の内容について患者さんに十分説明をし、患者さんの同意を得たうえで医療を行なうという考え方です。治療の主役はあくまで患者さん自身であり、医師をはじめとする医療従事者の仕事は傍らで手助けをする立場にあるということです。

これは、確かに医療のあるべき姿を示していますが、患者さんの立場で考えますと、自分の主治医は自分自身であり、普段から自分の健康管理をしっかり行なう責任があるとい

うことなのです。

いざというとき、どこの医者、どこの病院にかかるかは、患者さんにとって切実な問題です。江戸時代の儒学者で『養生訓』という衛生書を著した貝原益軒《かいばらえきけん》は、医者の選び方について、かなりのページを割いていますが、そのなかにこんなことが記されています。

「健康を保つためには、病気に用心するだけでなく、医者をよく選ぶことが大切だ。かけがえのない父母の体、自分の体をつまらない医者の手に託すのは危険である」

また、

「医術について知らなければ、医者の良し悪しはわからない。つまらない医者に身を任せて死んでしまった例も世の中には多い。恐ろしいことだ」

とも記しています。

もちろん、医学が高度に発達し、専門化している現代の医療と江戸時代の医療では事情がかなり異なっていますが、それでも医者に身を任せてはいけないという益軒の指摘は現代にも当てはまります。

どんなに今日の医療が飛躍的に進歩しているとしても、患者さん自身が普段から健康や医療に関心をもち、可能なかぎり正確な知識をもつことが大事です。健康の主役、治療の主役は、あくまで患者さん自身だからです。

信頼できる「総合診療医」をもとう

とはいっても、私たちが自分の健康や病気についてすべてを理解することは難しいですし、医学的にはまだまだわからないことがたくさんあります。いくら健康に気を付けていても、予期せぬ病気に襲われることもあります。自分自身が健康の主役、治療の主役だからこそ、普段から健康について相談したり、具合が悪くなったとき診てもらったりできる信頼のおける医師をもつことが必要ですし、その助けを借りることは必要です。

「かかりつけ医」とか「ホームドクター」がその役割を担っていると思いますが、私は、そのような医師として適しているのが「総合診療医」であると考えてきました。健康や病気について、心身を全体的に診療する医師です。患者さんの特定臓器に着目するのではなく、普段の生活における肉体面や精神面の様子、さらに社会環境に着目し、患者さんの健康問題全体に向き合いながら治療を行ないます。

これまでの病気のことや、薬に対する反応、アレルギーなど、患者さんの健康に関する情報も管理します。ガンなどでさらに詳しい検査や入院が必要なときは、適切な診療科や病院を紹介するとともに、これまでの病歴や検査結果、治療内容などを提供します。

それだけではありません。紹介先で治療が終わると、そこでの治療内容を引き継いで再び患者さんに必要なアドバイスや治療を提供します。

患者さんをバックアップするには、なんでも報告したり相談したりできる総合診療医が適していると思われます。

熱意のある医師ならば、患者さんのプロフィールや生活の様子、家族のことにも関心をもつに違いありません。そうした情報が診断や治療法を選ぶ際に貴重なデータになるのです。ちょっとした風邪でも大きな病院へ行きたがる方がいますが、そうしたところほど診療科目がたくさんあり、専門が細かく分かれています。患者さんの肉体面、精神面、環境面などを総合的に把握することは難しいのです。よほど長期入院でもしないかぎり、患者さんと冗談を言い合えるような関係を結ぶことはできないでしょう。

「かかりつけ医」とか「ホームドクター」は、患者さんの普段の生活をよく知ることができ、「お祭りが近いけど、飲みすぎないでください」とアドバイスできるくらいの距離にいるのがいちばんいいのです。

私は、そんな医療を実践するため総合診療医として生きることを目指してきました。そこでＰａｒｔⅠでは、私が患者さんにお伝えしてきた健康の考え方や健康長寿について、9つの「健康ｋａｒｔｅ」として整理してご紹介していきます。

次のＰａｒｔⅡでは、私の医療活動のバックボーンになっている先祖の歴史について述べさせていただきます。

私の祖父は台湾が日本時代であったとき、西洋医として医療に従事していました。父（周東茂）はその背中を見て育ち、岩手医科大学に進学して外科医となりました。私はその父とともに台湾から日本に渡り、中学、高校、大学と学んで父と同じ医師になりました。それ以来、患者さんのためになるなら最先端の西洋医学はもちろん、東洋医学や代替医療なども含めてあらゆる可能性を研究し、臨床の場に取り入れてきました。

そのような医療者としてあり方が、じつは私の先祖と深く繋がっていることがはっきりと見えるようになってきたのです。とくに、はるか昔、中国の北宋と呼ばれる時代に宋学（日本には朱子学として伝わる）を創立した周敦頤《しゅうとんい》が先祖であること、その精神は子孫たちに代々引き継がれてきたことを知り、医療者としての私の生き方にも大きな影響を受けていることに気づきました。

それ以来、先祖の歴史や日本史との関わりについて調べてきました。そんななか、中国や日本の儒教史に造詣が深く、長年中国に関する書籍の編集に携わってきた松澤正博氏の協力を得ることができ、周敦頤が復興した儒教の視点から見た中国、台湾、日本の歴史を私なりに描くことができました。それをまとめたのがＰａｒｔⅡです。

台湾における私の先祖は、儒教を伝えるために大陸から台湾に遣わされました。その子孫たちは、周敦頤の先取の精神と、儒教が教える家族と親子、社会のあるべき姿について、宇宙と万世の関わりについて語り伝えてきました。曾祖父の時代には、まだ漢方のみに頼っていたなかで、先取の精神を発揮して子供すべてを西洋医にしました。

こうした先祖の歩みが私の総合診療医として生き方に反映されていることをお伝えすることで、ＰａｒｔⅠで述べたことをより深く理解していただき、健康で幸せな人生を送っていただく助けになることを願っています。

さらに、本書が日本はもちろん、アジア、世界の医療の発展の一助になれば、これ以上の喜びはありません。

Part I

「病気主体」ではなく「患者さん主体」の医療を目指す

健康karte 1

トータルヘルスケア

○トータルヘルスケアを目指す

トータルヘルスケアという言葉を聞かれたことがあると思います。これは、肉体的な健康と精神的な健康を総合的に考えて治療を行なう医療のことです。ひと言でいえば「全人的医療」です。たしかに私たちが健康だと実感できるのは、肉体面だけでなく精神面も含めて全身の状態がいいときです。

厚生労働省もそのように医療を目指すようになっていますが、私は医療に従事するようになった当初からトータルヘルスケアを尊重してきました。そのなかで、トータルヘルスケアが目指すべきことが見えてきたのです。それは患者さんが、健康で元気はつらつで過ごすこと、自分を大切にでき、人に感謝していいコミュニケーションを構築すること、楽しい趣味をもって「幸福《しあわせ》ホルモン」を増やすこと、1日1日生きる喜びを実感し幸せになることを応援することだと確信しました。

高度な医療設備による早期発見・早期対応の推進、院内にカラオケホールを設置、健康まつりの開催、院内に絵画や書を展示など、トータルヘルスケアに役立つことはどんどん取り入れてきたのも、トータルヘルスケアの一環です。

私は〝医術は芸術なり〟と考えていますが、芸術に接して鑑賞したり、創作活動を行なったりすることも体と心を健康にするトータルヘルスケアの効果があります。

ある日、ある患者さんからこんなお手紙をいただきました。膠原病※1、COPD※2そして早期胃ガンが発見された方です。その手紙には、こんなことが書かれていました。

医師として病気の治療は当然でしょうが、大切なのは患者の体全体を診ること、一つひとつの病気だけでなく心と体全体を治すことであると、患者として痛感しました。

一般に医師は自分の専門分野の診断にこだわる傾向があるようです。たとえば、皮膚の炎症で皮膚科を受診すると、皮膚についてしか診断してくれません。本当は膠原病であったり、内臓のガンからくるものであったりしても、そこまで結びつけて診てはくれないようです。

そんなときは、何軒も皮膚科を受診するより、患者を総合的に診て、的確かつ迅速に診断してくれる医師にめぐり会うことが重要ですね。

私自身は、周東先生に高脂血症、肝機能障害などでお世話になっていましたが、ある日突然「禁煙外来に来ないか」と言われました。「大丈夫、僕の禁煙外来で失敗した人はいない」とすすめてくれました。

40年近い愛煙家であった私としては、やめるつもりはなかったのですが、禁煙外来に通院することになりました。3カ月ほど経過して禁煙に慣れてきた頃、今度は先生から禁酒を提案されました。飲酒は毎晩の楽しみでしたから、人の楽しみを次から次と奪うなんて、なんという医者だと思ったものです。

「先生、それでは控えるということで……」と私が曖昧な返事をしたとき、先生は「倒れるよ」と怖い顔でビシッと言われました。あんな優しい先生がこんなに厳しい顔をするんだと、びっくりしたものです。後で振り返って、それほど私の体と心のことを真剣に心配してくれていたのだと思いました。

禁酒・禁煙は絶対不可能だと思い込んでいましたが、結果的に先生の言われたようになりました。「大丈夫、僕の外来でまだ失敗した人はいないから」と言われ、じゃあ「私が初の失敗例？」と思っていたのですが、結果はまさにびっくりするものでした。

じつはその頃、皮膚の炎症に悩まされて何軒も皮膚科めぐりをしていました。ところが、一向に改善する兆しが見えず困っていたとき、先生から「どうも膠原病っぽい」というアドバイスをいただきました。

しかし私が尋ねた皮膚科の医師はみなさん、周東先生の診断を否定しますから結論が出ないままで悩んでいました。そんな私を見て周東先生は、知り合いの専門医を紹介してくださいました。

結果は即入院となりました。皮膚筋炎という膠原病の一種であり、男性の場合はガンやポリープなどから引き起こされるケースが多いということでした。さらに検査して胃ガンが発見されました。幸い、早期で命拾いをしました。皮膚科めぐりをしていたころは、まさかこんな展開になろうとは夢にも思いませんでした。

患者の体全体を注意深く観察し、総合的に健康のことを考える。この姿勢こそ、まさにホームドクターの姿であると実感しました。周東先生が日頃からたゆまず勉強し、研究を重ねておられることが、的確な見立てにつながっているのだと思います。

「類は友を呼ぶ」という言葉がありますが、「名医は名医を呼ぶ」で、周東先生に紹介された磯崎先生の診断は的確で、対応も迅速でした。患者に対する説明も歯切れがよく、安心できたので、この先生にかけようと判断して即入院しました。その結果、自覚症状に出ていないガンが発見されたのです。

周東先生と磯崎先生の連携で命拾いしました。まさに「名医は名医を呼ぶ」ことを痛感しました。

これからも周東先生には、この姿勢を貫き続け、多くの人の命を救ってほしいと願っています。

※1◆膠原病　複数の臓器に炎症が起こり、機能障害をもたらす一連の疾患群の総称。
※2◆COPD　Chronic Obstructive Pulmonary Disease　代表的な慢性呼吸器疾患の一つ。死よりも恐ろしい病気とされている。

○病気は症状が現われないうちに早期診断で発見する

患者さんのほとんどは、なにかの症状が現われ、体の具合が悪くなってから病院にやってきます。しかし医師の立場からすると、実際に症状が現われてからでは遅いのです。病院に来たときは、すでに病気が発症し進行していますから、手遅れになる場合もあります。

ですから、病気は症状のないうちから発見することが基本です。病む気配を発見すること……だから〝病気〟といいます。病んで症状が出現してから発見される病は〝疾病〟です。

症状のない状態を〝未病〟といいます。未病はまだ発症してはいませんが、病気の症状が水面下で進行している症状を指しています。その〝病む気配（病気）〟を私たち医師は一刻も早く気づいて、治療するように努めるのです。

心臓病や脳血管障害、糖尿病といった病気は認められなくても、血圧が高くなっていたり、血中のコレステロール値や血糖値が高くなっていたりすると、病気が発症する確率はどんどん高くなります。

ですから、発症していないからとそのままにするのではなく、「それでは血圧を低くするために塩分を減らしましょう」とか「適度な運動を心がけましょう」とすすめます。病気で倒れて手術をしたり、入院してリハビリをしたりするより、はるかに簡単でお金もかかりません。

「病気になってから治すよりも、病気になりにくい心身をつくって、病気を予防し健康を維持する」

これは、私が30年以上前から提唱している発症予防と予防医学を組み合わせた考え方で、「**発症予防医学**」と呼んでいます。進歩した現代医学の恩恵を受けながら、健康寿命を延ばし、〝**元気はつらつ100歳まで**〟を実現することを目指しています。

○病気は上流で治さないといけない――早期診療が大事

病気の進行を川の流れにたとえて考えてみましょう。川の上流が汚れると、下流に行くほど汚れはひどくなります。ですから、汚れは上流で何とかしないと、下流でいくらきれいにしても川はいつまでもきれいになることはありません。しかも、上流であるほど川を汚している原因を取り除くのが簡単です。

病気も同じです。上流で発生した病気の原因を取り除かず、下流で発症した病気にいくら対処しても、病気は治りにくく、手遅れにもなりかねません。なにより恐ろしいガンも、症状が現われる前に発見し適切に治療すれば、そのほとんどは治ります。

上流で病気を予防するために重要なのが「自然治癒力」を低下させる要因を取り除くことです。

自然治癒力は、人間の体に本来備わっているもので、体調を維持し常に最適な状態を保とうとする体の働きです。ホメオスタシスとか復元力とも呼ばれています。たとえば怪我をしたり風邪をひいたりしたとき、改善するために主要な働きをするのが「自然治癒力」です。この自然治癒力の低下は健康維持や病気の回復に重大な影響を与えます。

自然治癒力を低下させる第一の要因は、自律神経のバランスが崩れることです。自律神経は体の活動を促す交感神経と活動を抑える副交感神経から成り立っていますが、この二つの神経のバランスが崩れると、体調が崩れ、さまざまな障害や疾患が現われてきます。

第二の要因は、ホルモン分泌の異常です。ホルモンは、自律神経と同じく全身のコントロールに関わっていて自然治癒力に影響を与えます。たとえば副腎髄質ホルモンや副腎皮質ホルモンなどは、血液循環、血圧コントロール、消化、吸収、糖代謝、エネルギー代謝などで重要な働きをしています。

こうしたホルモン分泌の促進と抑制を行なっているのが脳の視床下部です。心身の微妙な変化に反応して視床下部の働きが乱れると、ホルモン分泌に異常が起こり、自然治癒力の低下を招くことがあります。

第三の要因は、体内伝達物質の過不足です。

たとえば、脂肪細胞から出るアディポネクチンは体内の糖の代謝をスムーズにしたり、インスリンの働きを高めたり、血管を広げて高血圧を抑えたりする役割を担っています。ところが、運動不足やカロリー過多によって脂肪細胞が脂肪をため過ぎると、アディポネクチンの分泌が低下してしまい、自然治癒力も低下してしまいます。

また、血管内皮細胞などでつくられるサイトカインは細胞の増殖を促進したり、免疫力や肝臓の代謝を高めたりします。この働きの低下も、自然治癒力の低下につながります。

現在、「**発症予防医学**」が急速に進歩していますが、上流で自然治癒力の低下を防ぐことをしなければ、発症予防医学はうまくいかないでしょう。それには、総合診療医がかかりつけ医として患者さんに関わることが必要です。患者さんとしては、医師を家庭教師のように考えて付き合っていただくのがいいと思います。

コラム

顔のシミにはカビ菌が関わっている

とくに女性で顔や体で出来たシミで悩んでいる方は多いでしょう。

シミの原因といえば、いちばんは紫外線で、ストレスやホルモンバランスの乱れ、内臓や自律神経の不調、さらに加齢による肌の老化、食生活の乱れなどが考えられるでしょう。しかし、意外に知られていないのはカビ菌も関係していることです。

とくに汗をかきやすい体質や脂っぽい体質の場合はカビ菌が繁殖しやすいというデータもあります。

感染ルートはいろいろ考えられますが、私が患者さんによくお話ししているのは、足からの感染です。足にはとくにカビが多いので、自分の足に触ったあと、その手で顔や体のどこかに触るとカビ菌が感染しやすいのです。

自分の足であっても触った後は必ず手を洗ってください。

健康karte

2

生活習慣と生活環境

○メタボリックシンドロームは「生活環境病」

私たちの体にはたくさんの細胞があり、それぞれの細胞が新陳代謝を行なうことによって機能を発揮しています。その細胞が互いにバランスを取り合って同調しているときは健康ですが、何らかの原因で同調しなくなると細胞の遺伝子に異変が起こり、いつか病気が発症します。

人間も同じで、それまでは性格の良い人だったのに、環境が変わり周りとうまく同調できないと、性格が変わってしまうことがあります。「孟母三遷の教え」という故事はそのことを教えています。

体にとっても環境の影響はとても大きいのです。生活習慣病が注目されていますが、私は生活環境にもっと目を向けるべきだと考えています。

健康に影響の大きい生活習慣といえば、まず食習慣です。食事はもちろん飲酒や喫煙も関係します。しかし、多くの場合、生活習慣は生活環境と密接に関係しています。もっといえば、生活環境が生活習慣をつくっていると考えることもできます。ですから、生活習慣病を改善するには、生活環境を変えることがもっと大切なのです。

たとえば、悪い環境に長くいると良い人も犯罪者に変わってしまうことがあります。ですから、更生させるには、環境を変えることが必要です。体の細胞も同じです。生活環境が悪いと、細胞は正常な代謝をしなくなります。私たち医師はそれを代謝症候群と呼んでいます。

代謝は英語で「メタボリック」、症候群は「シンドローム」ですから、代謝症候群は「メタボリックシンドローム」とも呼ばれています。診断基準検討委員会で「インスリン抵抗性、動脈硬化惹起性リポタンパク異常、血圧高値を個人に合併する心血管病易発症状態」と定義されました。いわゆる肥満状態のことですが、日本の基準は、欧米人より軽度の肥満でも健康上の問題が出やすいことから、肥満の判断基準が厳しくなっています。

こうした肥満も生活環境の影響が大きいのです。ですから、メタボリックシンドロームは「**生活環境病**」と考えて、環境を変える努力をすることがとても大事なのです。

○恐ろしいメタボリックドミノ

メタボリックシンドロームと高血圧が連動すると、さまざまな病気の危険性が高まります。

そもそも血圧とは、血液が血管内を流れる際に血管の壁にかかる圧力のことです。実際には、心臓から体内の各臓器に向かって送り出される血液の量と、血液が血管内を通る際の圧力（末梢血管抵抗）の積によって規定されます。

高血圧が続くと、血管はその圧力に負けまいとして壁の厚さを増していきます。このとき、血管の内径を覆っている血管内皮細胞が高い圧力に直接さらされるため、血管壁に小さな傷ができたり、機能低下を招いたりします。その状態が続くと、血管壁に炎症反応が起こるため、そこに白血球やコレステロールなどが集まります。石灰化も起こり（臓器石灰症）、動脈硬化が進みます。

高血圧による血管障害は、とくに脳や心臓、肝臓などの血管で起こりやすく、脳卒中や心臓病、肝臓疾患などを引き起こします。ところが、高血圧は症状が自覚できるまでに時間がかかり、メタボリックシンドロームと連動して症状が現われるまで気づかないことも多いのです。

このように、メタボリックシンドロームが他の体の異変と連動すると、次々といろいろな症状が起こり、悪化していきます。その様子をドミノ倒しになぞらえて、メタボリックドミノと呼ぶこともあります。

健康診断などで「血圧が少し高めですね」と言われても、そのままにしている人が多いでしょうが、もしメタボリックシンドロームである場合は、ドミノ倒しのように心筋梗塞や脳梗塞にまで発展してしまうことが多いのです。

高血圧、肥満、脂質代謝異常症、高血糖などの数値がそれぞれは要治療レベルに達していなくても、メタボリックシンドロームと重なると、たいへん危険です。ですから、ストレスが解消しないまま蓄積している、食事の脂肪分を摂りすぎているのに、この程度は大丈夫と油断してはいけません。いつか必ずドミノ崩しのように生活習慣病が発症してきます。

○生活環境病への対応が必要

毎日、診察室で患者さんに接していると、患者さんの顔や体にその人の生活習慣が見えてきます。毎日どんなものを食べているか、どんな生活リズムで暮らしているか、どんな仕事をしているか、おおよそわかります。たしかに、多くの病気の原因はその人の生活習慣に起因しているのです。

しかし最近、生活習慣からだけでは原因がわからない病気が増えてきています。日ごろから健康管理に十分気をつけて生活しているのに、ある日突然疲労感を訴え倒れてしまう、アレルギーやリウマチ、ガンが見つかる。そんな人が増えています。なぜでしょうか。私はその解明に取り組んできました。

わかったことは、先に述べた生活環境に原因があるということでした。私たちが求めてきた便利な生活環境は、同時に環境ホルモンや農薬、有害化学物質などによって汚染されてきています。それに比例するように、以前はなかったような病気や体調不良を抱える人が増え続けています。

これからは、生活習慣を改善するだけでなく、生活環境を改善することも含めて予防医学に取り組まなくてはならないと考え、15年以上前から**生活環境病**の危険性について警鐘を鳴らしてきました（『Dr.周東の生活環境病』２００５年　丸善）。

私たちの体に入る空気と水はさまざまな化学物質によって汚染され、毎日食べている食べ物にも、触れる物にも多くの化学物質が含まれています。それが知らないうちに私たちの体内に侵入し、体調を狂わせていきます。人間の体には化学物質を分解したり解毒したりする力が備わっていないからです。

私たちの体内では一日に数百個のガン細胞が生じているといわれますが、免疫の働きが正常であればガン細胞は自然に消滅していきます。ところが、体内に化学物質が増え、活性酸素が互いに結合して凶悪化すると、免疫の働きが低下し、ガン細胞の抑制がきかなくなりガンという悪性腫瘍になっていきます。つまり、ガンには生活環境病という性格もあるのです。

ですから、ほんとうにガンを改善したり予防したりするには、生活習慣を変えるだけでなく、生活環境にある原因を取り除くことも必要なのです。

○大人から幼児まで増える甲状腺機能低下症

生活環境病として、大人から幼児まで目立って増えている疾患のひとつが甲状腺機能低下症です。

甲状腺は首のつけ根の中央部分にある内分泌器官で、甲状腺ホルモンを分泌しています。このホルモンには、血中コレステロール量を一定に調整する、心臓の拍動（心拍数）を規則正しくコントロールするといった作用があります。

化学物質のＰＣＢ[※3]やダイオキシンなどが体内に侵入して蓄積すると、甲状腺ホルモンの分泌が低下し、血中のコレステロールが増えます。その結果、内臓や皮下に脂肪が溜まり、全身の血管で動脈硬化が起こります。

「そんなに食べてないのに」と本人が不思議がるほど肥満が進み、顔がむくんで瞼が垂れ下がってきます。心臓や腎臓、肝臓などに脂肪がたまり、息切れや腎萎縮、脂肪肝などが起こります。ちょっとした無理や飲酒でも肝機能が悪化するなど、さまざまな症状も出てきます。

脳内の血管で動脈硬化が起こると血流が悪くなり、集中力や記憶力の低下、倦怠感、疲労感、不眠症、うつ状態といった症状が出てきます。

体内に侵入した化学物質によって逆に甲状腺の機能が異常に高くなることもあります。それによって発症する甲状腺機能亢進症（バセドー氏病）も増えています。

※3◈PCB　ポリ塩化ビフェニル。生体に対する毒性が高く、脂肪組織に蓄積しやすい。発ガン性があり、皮膚や内臓の障害、ホルモン異常を引き起こすことも知られている。

○日本女性に増え続ける乳ガンや子宮内膜症、卵巣脳腫も生活環境病

日本女性の乳ガンによる死亡者数は1955年以降、4倍以上増えています。欧米の女性に比べて少ないというのは、もう過去の話になりました。乳ガンが急増した一番の理由は脂肪の多い食事をするようになったことですが、もう一つ、脂肪の中に有害化学物質や環境ホルモンが含まれていることも影響しています。

ホルモンをつくる腺細胞や乳汁をつくる乳腺細胞は、脂肪をとくに大量に蓄積する細胞です。ホルモンも乳汁も脂肪を原料としてつくられるからです。環境ホルモン（ホルモン

作用をする有害物質）は脂肪に溶け込みやすい性質（脂溶性）をもっていますから、母乳にダイオキシンが含まれていれば、乳腺細胞にもダイオキシンが蓄積されていることがわかります。そのダイオキシンが乳腺細胞の遺伝子を傷つけるためにガン細胞へと変化してしまうのです。

つまり、日本女性に増え続ける乳ガンの主要な原因は生活環境に含まれる化学物質なのです。その意味で、乳ガンは生活習慣病の一つであるといえます。

子宮内膜症や卵巣嚢腫も同じです。妊娠時に胎児のベッドの役目をする子宮内膜は、受精卵が着床するところですが、正常でないと流産しやすくなったり、胎児に悪影響を及ぼしたりします。子宮内膜症とは、本来ならば子宮の内側にあるべき内膜が子宮の内側以外の場所にできてしまう病気です。

近年になってこの病気が増加している原因は、エストロゲンという女性ホルモンのバランスを崩す環境ホルモンの影響であることがわかってきました。若い女性が子宮内膜症になると、子宮の機能が低下して妊娠しにくくなるだけでなく、妊娠できなくなる可能性もあります。

卵巣嚢腫は、卵子をつくる卵巣細胞が何らかの理由によって大量に死滅し液状になってたまり嚢胞ができる病気です。嚢胞が大きくなると正常な卵巣組織が圧迫され、卵子が圧迫されて排卵が起こりにくくなるため、不妊になることもあります。

これにも環境ホルモンが影響していて、やはり生活環境病のひとつであると考えられます。

○人類の存続さえ危うくしかねない環境ホルモン

私たちの生活環境の中に化学物質が深く入り込んでいることは疑いようがありません。そのなかで、生物体内に入るとホルモンと似たような作用をしたり、本来のホルモン系（内分泌系）の働きを狂わせたりする物質を環境ホルモンと呼んでいます。この環境ホルモンはさまざまな生活習慣病を引き起こす原因となるほか、人間の生殖機能を乱す危険性もあることが明らかになっています。

環境ホルモンになる化学物質は、工業化学物質、農薬、プラスティック、薬品などに使われている化学物質や、工業製品をつくる過程で生じる副生成物、廃棄物を焼却する際に発生する化学物質などです。

世界中で使われている化学物質はおおよそ1万5千種類といわれていますが、日本で環境ホルモンの疑いがあると指摘されているのは100種類ほどです。しかし、この先どこまで環境ホルモン作用のある化学物質が増えるかはまったく未知数です。

これまで化学物質による健康への影響は急性の発ガン性や催奇性などでしたが、環境ホルモンの本当の恐ろしさは慢性毒性にあります。すぐに中毒症状が出なくても、徐々に体をむしばみ、やがて取り返しのつかない状況を招いてしまうのです。

しかも、1pg（ピコグラム、1兆分の1グラム）や1PPM（パーツ・パー・ミリオン、100万分の1）といった微量でも長時間体内に蓄積されると悪影響が現われるのが環境ホルモンです。

環境ホルモンは体内でホルモンに似た作用をすると述べましたが、ホルモンは一言で言えば、全身にある60兆個の細胞間の情報伝達をして、各細胞の働きを調整したり、複雑な生命活動をコントロールしたりしている物質です。具体的には、体の正常な成長を促す、心臓の鼓動を規則正しく維持する、血圧や血糖値をコントロールする、食物の消化・吸収・排泄を調節する、発汗などを調節するなど、じつに多種多様な働きをしています。

人間の体内でホルモンを生成し分泌している主な内分泌器官（内分泌腺）は、脳の視床下部と下垂体、首の付け根より少し上にある甲状腺、腎臓の上部にある副腎、すい臓、生殖器官である卵巣と精巣などです。

たとえば、脳のほぼ中心部にある視床下部は、内分泌器官のコントロールセンターとも言うべき場所で、体内で分泌されるホルモンの量や分泌のタイミングなどを調節する役目も担っています。

各内分泌器官で分泌されたホルモンは血液を通して全身をめぐり、必要な場所で必要な働きを発揮します。

人間が一生の間に分泌するホルモンの量は、すべてを合わせても大さじ1杯ほどといわれています。そのくらいわずかな量ですが、生命活動を支えるために多様な働きをしています。環境ホルモンは、体内でそのホルモンと似た働きをするわけですが、たとえ1兆分の1グラム単位という微量でも、私たちの体に予測不可能で重大な悪影響を及ぼすのです。

○胎内にいるときから子どもの脳は環境ホルモンによるダメージを受けはじめる

多摩川のコイの精巣が極端に小さくなっていることが発見されました。精巣が正常なコイの10分の1程度の大きさしかないコイや、小さく萎縮した精巣のそばに卵巣が出来ているオスのコイ（メス化現象）も見つかりました。

周辺地域の水からは、合成洗剤やプラスティックに含まれているノニルフェノールをはじめ何種類もの環境ホルモン作用をもつ化学物質が検出されました。その化学物質は川の中でプランクトンから小魚、さらに大きな魚へと食物連鎖によって蓄積されていき、やがて大きなコイの生殖器までも奇形化していたのです。

私の得意なおやじギャグですが、オスのコイに生まれながら「もう恋（コイ）はできません」と嘆いている。悲しい恋（コイ）の物語です。

このようにコイの生殖に起こっていることが、人間には起こらないと断言することはできません。たとえば、近年、「小児多動性」が急増しています。知能的には正常なのに、集中力に欠け、注意力が散漫で落ち着きがない、じっとしていられないという行動障害の病気です。

原因については、甲状腺ホルモンの影響を指摘する研究報告があります。母親が甲状腺機能低下症だと、生まれてくる子どもは脳の発達が不十分となり、多動性になる確率が高くなるという説もあります。

胎児が母親の甲状腺ホルモンに触れることが足りないと、低体温胎児になりやすく、脳の血流も低下すると考えられます。その結果、感情をコントロールする働きをつかさどる脳の前頭葉部分の発達が不十分だったり障害があったりする可能性が高まります。このことが、突然衝動的な行動をしてしまう、ごく普通の子どもが突然キレて攻撃的な行動をするといった傾向と関係していると推測することもできます。

胎内にいるときから子どもたちの脳は、環境ホルモンによるダメージを受けはじめている可能性が高いのです。

○環境ホルモンから胎児を守る

タバコはすべての病気の危険因子ですが、とくに危険なのは妊娠前に女性が喫煙することです。タバコから出る化学物質の毒性は計りしれず、それを体内に蓄積することでホルモンの生成能力が著しく低下します。とくに甲状腺ホルモンの分泌異常が顕著となります。このホルモンは胎児の脳の発達に不可欠です。

タバコの煙には4000種類近い化学物質が含まれていて、そのなかには環境ホルモンとして体に害をもたらすものもあります。それが煙とともに体内に入ってくるのです。

じつはタバコの煙が体に入ってくるルートは二種類あります。タバコを吸う人が直接吸い込む場合（「主流煙」）と、火のついたタバコの先から立ち上がる「副流煙」があります。主流煙の害はもちろんですが、じつは周囲の人が吸う副流煙の害も大きいことがわかっています。

ですから、喫煙は生活習慣の問題だけではなく、生活環境の問題であり、生活環境病として理解することも必要なのです。

少し古いデータですが、１９９９年に日本医師会によって環境ホルモンが関わっていると考えられると指摘された病気には、次のものがありました。

不妊症、甲状腺機能低下症、子宮内膜症、アトピー性皮膚炎症、小児多動症、悪性腫瘍（精巣ガン、前立腺ガン、乳ガン、卵巣ガン、子宮ガン、膣ガン）

これを見ても、妊娠、出産を通して子どもに与える環境ホルモンの影響の大きさがわかります。

とくにタバコの害から子どもを守ることをぜひ心がけてほしいと思います。

コラム

大腸ガンが発生する三大原因

診断をしていて、大腸ガンの患者さんには共通している点が三つあることに気づきました。

一つ目は、大腸の内圧が常に高いということです。

二つ目は、腸内細菌に悪玉菌が多いということです。

三つ目は、排泄物に毒性のあるものが多く含まれるということです。

男性と女性でも、大腸ガンが発生する原因に違いがあります。

女性に特徴的なのは食べ物に脂肪分が増えたことが影響しています。脂肪分が増えると胆汁の分泌が多くなり大腸ガンが発生させる要因になります。

男性の場合は大便を我慢することで腸の内圧が高くなりやすいことが影響しているようです。

誰でもすぐできる大腸ガンの予防策は、便秘をしないことです。なぜなら、便秘をすると、大腸の内圧が高くなりますし、腸内の悪玉菌が繁殖しやすくなるからです。さらに、毒性物質が腸内に長く留まるほど腸の粘膜に接触する時間が長くなり、毒素が吸収されるリスクが高くなるからです。

とくに肛門に近い部分のS状結腸は、腸管でありながらも袋の役割もしていて、一時的に便を溜めています。そのため、便秘だとそこに便が長く留まるため、大腸のなかでいちばん障害が起こりやすく、ガンも発症しやすいのです。

ですから、大腸ガンの三大発生源を取り除くには、何より便秘対策が重要です。そのために排便の回数を増やすのもいいでしょう。同時に、大腸カメラなどで定期的に検査することをおすすめします。

健康karte 3

ガンの扱いはデリケートに

○検査のためでも細胞診を行なったら即取り除く

医学の進歩により、日本人の死亡原因として割合が高かった心疾患や脳血管疾患は減りつつありますが、ガンだけは増え続けています。

ガンにはおとなしいガンもあれば、凶悪なガンもあります。おとなしいガンは、何年もかけてじわじわと大きくなっていきますが、凶悪なガンは性質が悪く、あっという間に転移したりします。

私たち医師は、患者さんの体にガンらしきもの、その影らしきものを見つけると、検査のために「針生検《はりせいけん》」と言って針などで突っつくことがあります。ところが、それがきっかけで、おとなしく眠っていたガン細胞が目を覚まして突然性質の悪い細胞に変わってしまいかねないのです。早期のガンでも、1カ月くらい経つと突っついた部分からガン細胞が血管に入り、転移していく可能性もあります。もし検査でガンを刺激するのなら、即座に取り除かなければなりません。

抗ガン剤はガンをたたくためのものですが、正常細胞もダメージを受けます。吐き気がしたり、髪の毛がゴソッと抜けたりするのはそのためです。しかも、抗ガン剤に打ち勝って生き残ったガン細胞は、さらに怖いガン細胞になります。ガンの扱いはデリケートに、ほめ殺しをするような感じで、おとなしくさせながら治療していくことが求められます。

ガンには潜在ガンと臨床ガンがあります。誰にでも潜在ガンはあり、1日に200個から2000個近く発生するといわれています。いくら早期の潜在ガンであっても、発見されたら臨床ガンとなります。画像診断でガンであると判断したならば、細胞診を行なったあと即座に取り除きましょう。

じつは、検査による刺激だけでなく、ちょっと悩んだりするだけでもガン細胞を刺激してしまいます。それでも、ガン患者にならないのは、私たちの体に免疫力が備わっていて、ガン細胞をやっつけてくれているからです。

ですから、ガンを予防するには、免疫力を高め、安定させる生活をすることがいちばんです。それは決して難しいことではありません。体を温め、適度な運動をし、体に良い物を食べ、強いストレスを受けないようにするだけでも十分効果があります。

さらによく歌い、よく笑うようになると、ストレスが取れて血流が良くなり、細胞が活性化して免疫力が高まります。

○自覚症状で健康管理をしてはならない

一度限りの人生だから健康で元気に過ごしたいと思っているのに、病気になってから後悔する患者さんを見ることがよくあります。それは、自覚症状がないから健康だと考えているからです。本当は、自覚症状があってからでは遅いのです。

私は昔から〝自覚症状で健康管理をしてはならない〟と考えてきました。本人が症状を自覚したときは、すでに酷い病態になってしまっていることが多いからです。自覚症状が無くても悪いところを早期に発見し、早期に対応して正常化しなければならないのです。

残念なことに無症状ながらすでにガンに侵され、末期状態になっている方がいました。転移が進んでいるのに症状がなく、診察に来たきっかけは運動クラブに入る前の健康検査のためでした。悔やんでも悔やみきれない状態でした。

別の例では、ガンが悪化して出血したため貧血になり、本人は体がだるいと訴えて来院しました。ところが、超音波検査をしたら驚いたことに肝臓がガンの転移で蜂の巣のようでした。

症状が無いときから健診を受けておくことがどんな重要なのか、わかっていただけるでしょう。誰にとっても、人生はたった一度限りなのですから……。

○水洗で流す前に大便をしっかり点検

動物性タンパク質の摂りすぎや便秘、高年齢化などにより、大腸ガンが激増しています。このガンを早期に発見するには、水洗で流す前に大便をしっかり点検する習慣を身につけるべきです。

朝の排便後、水に浮いているか、それとも底に沈んでいるか観察してください。たとえば、黄色い便が底のほうに沈んでいたら動物性脂肪の摂りすぎです。

動物性脂肪の過剰摂取は、血液中の中性脂肪やコレステロールを増やし、動脈硬化を促進し、やがて狭心症、心筋梗塞、脳梗塞など取り返しのつかない病気を引き寄せます。さらに動物性脂肪の過剰摂取は、1日の消費カロリーを上回るカロリー摂取に直結し、肥満、高血圧、脂質代謝異常症（高脂血症）を呼び寄せ、心臓病を悪化させ、糖尿病、脳梗塞の原因になります。

何より動物性脂肪の過剰摂取は、そのまま大腸ガンの原因となります。とくに便秘や高年齢化が加わることで、大腸ガンが急増しています。また、動物性脂肪の過剰摂取により肥満になると、乳ガン、すい臓ガン、大腸ガン、子宮体ガン、卵巣ガン、前立腺ガンなどにつながりやすくなります。

戦前は、日本人は大腸ガンとは無縁であるかのように言われていましたから、これは実に大きな変化と言わざるを得ません。

○感謝の気持ちが免疫力を活性化させる

今は、ガンの発見が早期であれば、完全に治せるまでになっています。

それでも運悪く完治しなかったときは、〝ガンに負けてなるものか〟と人生観を変えなければなりません。ガンにかかり治らないからといってくよくよせず、過去の生活習慣を省みて正しい健康生活に変えていきます。

感謝の気持ちをもつことも大切です。心の底から感謝すると免疫力が活性化します。心身は不可分にして一如です。感謝の気持ちが活性化させた免疫力は、ガンを治癒する力になります。

ガンの三大療法は、外科による摘出手術、抗ガン剤による治療、放射線による治療の3つですが、いずれも体に負担の大きい治療で、患者さんにはものすごいストレスがかかります。ですから、こうした治療にはメンタルケアが必要です。ましてや、「あなたは、あと3カ月しか生きられませんよ」などと患者さんにプレッシャーをかけながら治療する医師を、私は信じられません。

いくつかの病院から見放されて絶望の淵に立っている患者さんが私のクリニックを訪れることもあります。そんなとき私は、「大丈夫ですよ。頑張っていきましょう。私はそのお手伝いをします。あなたの力になりますよ」と声をかけます。それだけでも患者さんたちは、安心してくれるのです。治療はそこからスタートするのだと私は思っています。

○笑うこと、楽しく歌うことで免疫細胞が活性化

私は診察室で患者さんによくダジャレを言います。「周東先生に診てもらうと、少なくとも3回は笑ってしまう」とよく言われますが、カラオケで楽しく歌ったり、思いっきり笑うことは、免疫系のNK(ナチュラルキラー)細胞を活性化させます。

免疫系にはNK細胞をはじめ、ガンをやっつけることに関係している細胞がいくつかありますが、それらの細胞は笑うことで確かに活性化されるのです。誰でも笑うとすぐに活性化するほど単純ではありませんが、楽しい気持ち、積極的な気持ちなどをもつと、ホルモンの分泌が良くなり、免疫系の細胞が活性化することは間違いありません。

ですから、私はどのような疾患の患者さんにも気の利いたダジャレで笑っていただき、免疫系の細胞を活性化させるという治療法を実践しているのです。

ガン細胞をやっつけるNK細胞に関して興味深い研究発表があります。カリフォルニア大学が行なった「ガンとストレスの関係」という興味深い研究によると、強いストレスを受けたとき白血球の細胞核の機能が急速に低下し、白血球の力も弱くなります。その結果、

免疫力が大幅に低下し、日々発生するガン細胞を一掃できなくなってガン病巣まで増殖してしまうリスクが高まります。

大阪大学医学部では、ストレスによってNK細胞の働きが大幅に低下するという実験結果を発表しています。

免疫系の担い手であるリンパ球にはNK細胞のほかに、T細胞、B細胞などがありますが、NK細胞はその約2割を占めていて、たとえれば体の中の警察のような役割をしています。「敵や異物は侵入していないか」と常に体の中をパトロールして、怪しいものを見つけると、すぐさま飛びかかってやっつけます。

NK細胞がしっかり役割を果たしていれば、体内のギャングであるガン細胞の大部分は殺されて、なりをひそめてしまいます。ところが、不安や焦燥、怒り、憎しみなどで精神状態が不安定になりストレスをかかえると、NK細胞の働きが半減し、体内の治安が悪化するためガン細胞がはびこることになります。このことからも、ガン対策にはストレス解消がとても大切であることがわかります。

思いっきり笑うことや、スポットライトに照らされてステージの上で思いっきりカラオケを歌うことなどはストレス解消に最適です。それこそ〝ガンの特効薬〟なのです。

ここで、いくつか臨床例を紹介します。

○世話好き、勘働きが患者さんを救うことにつながる

本来医師は専門がどうであれ、目の前で苦しんでいる患者さんを何とかしてあげたいという気持ちで医療に臨むべきです。

私は良医であるためには①心（仁術）、②世話好き、③技術、④学問、⑤勘働きの5つの条件が大切だと考えています。⑤の〝勘働き〟とは、原因がよくわからなくても、今までの経験を活かして勘を働かせ、〝何か〟を察知して迅速に対処する素質や能力のことです。私の体験では、世話好きや勘働きこそが患者さんを救う結果につながることが多いのです。

そのことを実感した臨床例を紹介します。

☆末期のすい臓ガンで肝臓にも転移

後悔先に立たずと言いますが、この患者さんは2つの理由で発見が遅れてしまったと思われます。ひとつは、〝腰痛は整形外科で診てもらうもの〟という知識しかもっていなかった

ことです。もうひとつは、病院側がCTや超音波による検査を行なわなかったことです。専門でなくても、医師がいわゆる〝世話好き〟でもう一歩踏み込んだ検査をしてあげていれば、じつは末期のすい臓ガンであることがわかったかもしれません。そのときならば早期発見の可能性もあっただけに悔やまれるところです。

その患者さんはまだ若い方でしたが、5年間にもわたって腰痛を訴えて整形外科を転々としました。ところが、そのたびに〝骨には異常なし〟と告げられたまま、内科を紹介されることはなかったのです。

たとえばX線の造影検査でも、世話好きで注意深い医師であれば何らかの異常を察して精密検査にまわしてくれる機転が働くものです。しかし、この患者さんが出会った医師は不幸にも漫然とした対応しかしなかったのでしょう。もちろん単純に非難することはできませんが、異常に気づかず、事務的に処理していたのです。

この患者さんには20代後半の若い奥さんと2歳のお子さんがいました。私は奥さんに「なんとか治してほしい」と哀願され、「頑張ろうね、頑張ろうね」と励ますことしかできませんでした。細長いすい臓の大部分を覆い尽くすほどガンが肥大していただけでなく、肝臓にも転移しているうえ、脾臓に浸潤し、胃の周囲にも炎症が波及している状態でした。正直なところ内心では「かなり厳しい」と思っていました。

私は過去に国立がんセンターで研修を受けたこともあって、同センターとのお付き合いは長く、現在も連携して治療を行なう機会が多くあります。世話好きな私は、この男性も紹介しました。すると、たまたま新しい治験薬（抗ガン剤）があるとすすめられ、本人の同意を得たうえで治療入院していただくことになりました。幸い、新しい治験薬が功を奏してすい臓のガンは萎縮し、脾臓への浸潤もある程度まで抑えられました。

この患者さんには抗ガン剤の治療を開始する前から、新型乳酸菌と米ぬかの植物繊維からつくられたレンチンプラスという機能性食品を併用していただきました。このことで、心配していた抗ガン剤の副作用を減らすことができたのではないかと思われました。

現在は自宅療養中ですが、腰椎に転移したガンは大きくも小さくもならず、元気に過ごされています。末期ガンですから楽観はできませんが、ふつう、すい臓ガンの患者さんは消化不良を起こしてお腹が張ったり、下痢しやすくなります。ところが、胃の調子は非常に良く、よく食べるのでやせることもありません。

コラム

「タバコ病」

・タバコは百害あって一利なし

有害な空気を吸い込むことで、空気の通り道である気道（気管支）や、酸素の交換を行なう肺（肺胞）などに障害が生じるＣＯＰＤ（Chronic Obstructive Pulmonary Disease　慢性閉塞性肺疾患）という病気があります。肺気腫と慢性気管支炎が合体したような病気ともいえますし、「タバコ病」と呼んでいる医師もいます。

長期間にわたる喫煙習慣が主な原因なので「タバコ病」でも間違いはないのですが、長期間の喫煙習慣がなくてもかかってしまうことがあるので、私は「肺構造破壊病」と呼んでいます。

喫煙しないのに「タバコ病」にかかってしまうケースが多いのは、喫煙者のそばにいる人たちです。タバコの煙には喫煙者が吸う主流煙と、喫煙者の傍らにいて吸ってしまう副流煙があることは先述したとおりですが、じつは副流煙のほうが主流煙よりも刺激が強くＣＯＰＤにも肺ガンにもなりやすいのです。フランス人の学者の発表によれば、タバコの主流煙は９００度の熱で完全燃焼した煙ですが、副流煙は６００度で燃焼するため不完全燃焼した煙で、有害化学物質をより多く含有しているからです。日本でも最近は欧米並みにタバコの健康被害が注視されるようになり、禁煙が家庭やレストラン、公共施設などを中心に広がっています。日本人のタバコに対する感覚もずいぶん変わってきていますが、自分の健康はもちろん、家族の健康のため、周りの人たちの健康のため、そして地球のためにタバコはなんとかやめてほしいものです。

喫煙者の肺をCTスキャンで検査しますと、肺構造が破壊されています。私はこれを「タバコ肺」と呼び、主に二つの所見に分類して説明しています。一つめは末梢細気管支の破壊です。これは咳と痰を引き起こします。二つめは肺胞破壊です。これによって息切れがひどくなります。この両方が強く伴うと、咳、痰、息切れがひどくなるというわけです。

・COPDの患者さんは530万人以上

COPDの患者さんは日本に530万人以上もいるといわれていますが、治療を受けている患者さんは1割にも満たない34万人ほどです。それというのも、COPDという病名も症状もあまりよく知られていないこと、症状を自覚する患者さんが少ないこと、診断方法が進歩していないことなどが主な理由です。

そこで私は、研究を重ねてスコア化した診断法をすすめています（『Dr.周東の糖尿病は治る』アイシーアイ出版・2013年）。COPDになると空気の出し入れがうまくいかなくなり、通常の呼吸ができなくなって息切れなどが起こります。〝肺の生活習慣病〟とも呼ばれているように、症状が現われたときはかなり病状が進んでいます。

COPDが進むと、必要なだけ酸素を呼吸できなくなり、酸素ボンベに頼ることになります。いわゆる在宅酸素療法を行なうことになります。

世界的にもCOPDは増加していて、WHO（世界保健機関）はあと10年も経たないうちに、COPDを主な原因とする死亡者数は世界で第3位になるだろうと警告しています。早期発見・早期治療を行なえば簡単に治すこともできますので早めに医師に相談してください。

私の場合は、COPDを改善するために「抗コリンの吸入薬」と「気管支拡張吸入薬」ときには「ステロイド吸入薬」などの吸入薬も使っています。抗炎症効果・神経改善によるリラックス効果があり、気管支、肺胞の修復改善が期待できます。また、「肺活ヨガ」による「腹式呼吸訓練法」と呼吸筋を鍛える「呼吸筋トレ」の指導も行なっています。

健康karte

4

糖尿病治療革命

○慢性的に高血糖状態が続くのが糖尿病

食べ物として摂取された糖質や炭水化物は、胃や腸で分解され、まずブドウ糖（グルコース）になります。そのブドウ糖が血液の中に取り込まれて肝臓に運ばれ、グリコーゲンになります。また、筋肉に運ばれたブドウ糖はエネルギーになり、サイクリックAMP（環状アデノシン一リン酸　脂肪分解酵素を活性化する細胞内の物質として注目されている）をつくり、細胞を活性化させます。

このとき筋肉に運ばれるブドウ糖の量が多いと、グリコーゲンに変えられて筋肉内に溜まりますが、余ったブドウ糖は脂肪に変えられて蓄積されます。そしてブドウ糖が足りなくなると、蓄積されたグリコーゲンがブドウ糖に変えられて供給されます。

このようなシステムとなっているので、健康な人は多少食べすぎても血液中のブドウ糖の濃度が一定の範囲（通常約100㎎／dℓ）を超えることは滅多にありません。インクレチンがすい臓のランゲルハウス島のβ細胞に働きかけてインスリンを分泌させるからです。

ところが、慢性的に高血糖状態が続くと、このシステムがうまく作動しなくなります。

ちなみに、血糖値が一定の範囲を超えて下がりすぎる低血糖も要注意です。低血糖になると「体がだるく、眠気がある」からはじまって、「ふるえや冷えや汗、動悸がする」へと進行し、ついには「意識を失い、昏睡状態となり」、「死に至る」こともあります。

低血糖による昏睡には急性のものもあり、いきなりバタンと倒れてしまうことがあります。急に倒れたときには無防備であるため、脳挫傷で死に至る怪我をする危険があります。

メタボや糖尿病が話題になっているため、〝高血糖は諸悪の根源〟といった印象があります。それならば血糖値を下げればいいのだ、と単純に考えるのは早計です。低血糖も危険な症状だからです。

低血糖を改善するホルモンがグルカゴンです。このホルモンは、すい臓のランゲルハウス島のα細胞で生成され、糖の分泌を促して血糖値を上昇させます。ですから、低血糖に陥ったときはグルカゴンを注射すればすぐにもとに戻ります。グルカゴンは、糖尿病になるとインスリンとは正反対に血糖値を上げるため、高血糖にとっては悪者ですが、低血糖にとっては救世主なのです。

糖尿病体質

インクレチン（血糖上昇に応じて腸管から分泌され、インスリン分泌を促進させる消化管ホルモン）は、血糖値やヘモグロビンＡ１ｃ[※4]を正常に保つために必要なインスリンの分泌を促すという非常に重要な役割を担っています。

このインクレチンには、大きく二つの特徴があります。

一つは、すい臓のβ細胞に働きかけてインスリンを分泌させる作用です。ですから、インクレチンが分泌されると、ご飯やパンなど炭水化物や糖分を摂ることで体内にブドウ糖が増えても、糖尿病にならないように減らしてくれます。

二つ目の特徴は、インクレチンによって起こるたくさんの膵外作用です。なかでも体細胞に働きかけて糖の利用を活発にする作用が重要で、むしろこちらのほうが糖尿病の正常化に大きく影響していると、私は臨床経験で確信しています。

ところがインクレチンには、分泌された1～2分後には半分に減ってしまうという弱点があります。それは、悪玉酵素DPP‐4が待ち構えていたように分泌されたインクレチンに飛びかかって、あっという間に分解してしまうからです。

すでにインクレチンの分泌が少なくなり、体質的に増加した悪玉酵素DPP‐4によりインクレチンも分解されて、インスリンが正常な状態より減少している。私は、こうした状態になっている体質を「糖尿病体質」と呼んでいます。

「糖尿病体質」になると、体は恒常的に高血糖になっているため、高糖食を食べても、それを認識する小腸のK細胞やL細胞[※5]の感受性が鈍くなり、高糖食を食べ続けてしまいやすいのです。

※4◆ヘモグロビンA1c　赤血球の中で体内に酸素を運ぶ役目のヘモグロビンと、血液中のブドウ糖が結合したもの。糖化ヘモグロビンともいい、糖尿病の患者さんの血液中に顕著な増加が見られる。

※5◆K細胞とL細胞　NK細胞の一つの機能形態。GIP（グルコース依存性インスリン分泌刺激ポリペプチド）を分泌するのがK細胞で、主に十二指腸を中心とした小腸上部に存在しています。それに対して、L細胞はGLP‐1（グルカゴン様ペプチド‐1）を分泌し、小腸下部に存在しています（GIPとGLP‐1はともに小腸から分泌される腸管ホルモン）

○糖尿病の改善に有効な新薬の登場

腸から分泌されるインクレチンの本命がGLP-1（グルカゴン様ペプチド-1）です。このGLP-1は、①血糖値が高くなるとすい臓のβ細胞に働きかけてインスリンを分泌させる、②血糖値を上げる作用のあるグルカゴンが増えすぎると、それを減弱させるなど多くのすぐれた特長をもっています。

このGLP-1は、体内で〝糖のサーモスタット（調節機能）〟のような役割を果たしているともいえます。糖が増えるとインスリンを分泌させて体内の糖が一定になるように機能し、逆に低血糖症が現われると、血糖の上昇を促すグルカゴンの生成を増やし、インスリン合成を抑制します。血糖バランスを適正に保つための監視役として、糖尿病を予防し改善する〝特効薬〟なのです。

こんな素晴らしいGLP-1が体内にあるのに糖尿病になってしまうのは、この特効薬には、すぐに消えてしまうという大きな弱点があるからです。GLP-1は食べものが腸管を通ったときに分泌されますが、わずか1、2分で半減してしまいます。しかも、糖尿

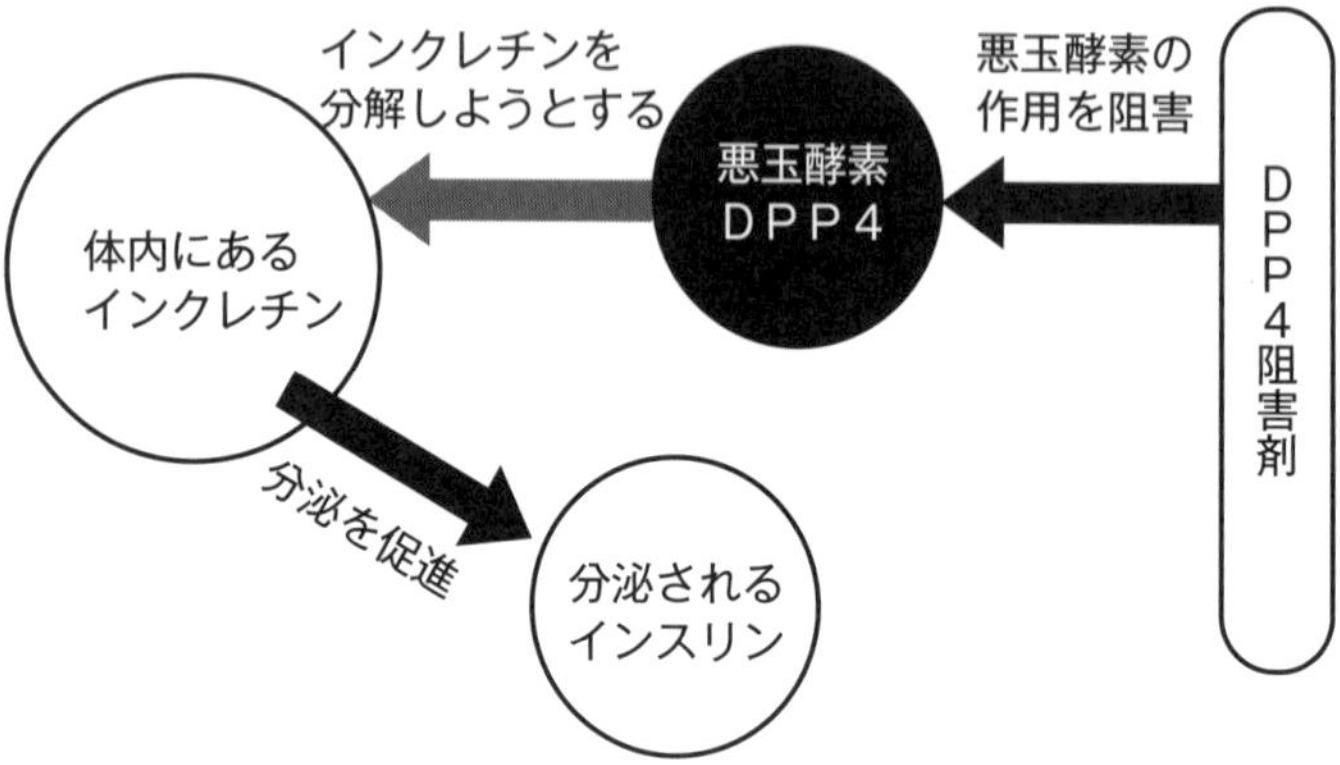

病が長引くと、悪玉酵素であるＤＰＰ‐４がＧＬＰ‐１を分解するよう作用するため、ますます糖尿病の症状が加速されます。

そこで、ＤＰＰ‐４の作用を阻害してＧＬＰ‐１の分解を阻止する薬の研究が進み登場したのがＤＰＰ‐４阻害薬です。この薬の出現で、糖尿病の改善が飛躍的に可能になりました。その恩恵が大きいことは間違いありません。

ただし、全身の細胞内にサイクリックＡＭＰが少ないほど効果は減少します。サイクリックＡＭＰは筋肉量や運動と関係していて、よく体を動かす人のほうが多いこともわかっています。

こうしたことからも、糖尿病体質および糖

尿病の根本原因は食生活や運動習慣と関係が深いことがわかります。つまり、病気を治す主役はあくまでも患者さん自身であることを忘れないでほしいのです。そのことを肝に銘じ、そこから改善する努力が何より大事です。

また、自覚症状がないからと安心せず、早期発見することも重要です。「一回の検査では糖尿病とは言い切れないけれども疑わしい」場合に行なわれる75ｇＯＧＴＴ（75ｇ経口ブドウ糖負荷試験）という検査もあります。

○糖尿病体質の体を健康体に戻すには？

ヒトの体はホメオスタシス（恒常性。体の内部環境を一定の状態に保ち続けようとする働き）によって健康な状態を維持しています。ところが、長期的に病気を患った後や外傷による長期入院の後など病気や外傷は改善しているのに、以前のような健康状態に戻らないことが多くあります。

それは、筋肉や内臓などの体細胞においてインスリン分泌を起こす閾値《いきち》であるインスリン感受性が低くなり、糖分を分解する能力や甘いものに対する反応（インクレチンの分泌量）も低下して糖尿病体質になっているからです。閾値とは、細胞に興奮を起こさせるための最小の刺激の強さのことです。

糖尿病体質の体を健康体に戻すには、良医・良薬の力を借りるとともに、食事と運動を自己コントロールしながら、DPP‐4などの悪玉酵素が増えない体質、インスリンが働く体質をつくる努力が必要です。

基本的に運動をして筋肉量を増やしているほうが糖尿病体質は改善しやすくなります。筋肉の細胞がインスリンを受け入れ、ミトコンドリアでAMPキナーゼ※6が働くことで、細胞の糖の取り込みが盛んになり、エネルギーにしてしまうからです。

※6◆AMPキナーゼ　酵素の一つ。筋肉の中にあり、糖分や脂肪分を吸収する役割をもつ。

○糖尿病体質の改善には運動不足、酸素不足の改善も必要

通常は、運動を開始するとインスリンが糖を細胞に取り込むと同時に、GULT4（糖輸送担体）の働きが活発になって細胞への糖の取り込みがさらに盛んになります。その結果、血管内の血糖値は下がりますが、心肺や筋肉、脂肪組織などではグルコース（ブドウ

糖）が増えます。

このとき酸素が十分にあると、グルコースは完全燃焼して二酸化炭素になります。しかし、運動不足で酸素不足だと、グルコースは不完全燃焼となり、グルコースの脂肪化が進みます。

脂肪が増えると、血液中の脂肪が増えるだけでなく、インスリン作用によって動脈壁に脂肪が沈着しやすくなります。インクレチン製剤が開発される以前、インスリン自己注射を行なってきた人や、インスリン分泌促進剤であるＳＵ剤※7服用などの治療をしてきた患者さんに肥満者や動脈硬化症の方が多かったのは、運動不足や酸素不足でグルコースが不完全燃焼となり脂肪化が進んでいたからだと思われます。

ですから、糖尿病体質の改善には運動不足、酸素不足の改善も必要なのです。

なお、酸素を多く使う好気的代謝では、完全燃焼すればグルコース１モル（モルは物質量の単位）当たり38分子のＡＴＰ（アデノシン三リン酸※8）を合成しますが、酸素不足だとグルコース１モル当たり２分子のＡＴＰを合成するだけで乳酸が多く出ます。やはり、運動や腹式呼吸で酸素をできるだけたくさん取り込むことが必要です。

ちなみに、インスリンをつくる主役であるサイクリックＡＭＰ（環状アデノシン一リン酸）は、体のエネルギー源であるATP（アデノシン三リン酸）からつくられます。全身の細胞は、このATPをサイクリックAMPやサイクリックGMP（環状グアノシン一リン酸、サイクリックAMPと同様の働きをする）などに変えることで活性化しています。

※7◆SU剤　糖尿病内服治療薬のなかでは、もっとも多く使用されている薬。インスリンを合成するすい臓のβ細胞に働き、インスリンの分泌を促進させる。

※8◆ATP（アデノシン三リン酸）　生物体で用いられるエネルギー保存および利用に関与する物質。

○高血糖状態は体内記憶として定着する

糖尿病の患者さんには、次のような傾向が見られます。

①血糖を感じとる小腸のK細胞、L細胞の反応（活性）が低下

②インスリンの分泌を促すインクレチンの分泌量が減少

③分泌されるインクレチンの質の悪化（活性の低下）

④インクレチンを分解してしまう悪玉酵素DPP‐4の量が増加

⑤レセプターの機能低下や消失による細胞膜の機能低下と細胞の活性低下

⑥細胞内のミトコンドリアの活性低下

順天堂大学大学院の河盛隆造博士は、「すい臓のβ細胞には不要なゴミタンパク質や小器官を分解処理するオートファジー現象がある」と指摘しています。河盛博士が指摘された“不要なゴミタンパク質や小器官”は、私が言う「**ミイラ物質**（SMP：slow miira products）」の一つです。糖尿病の場合は糖化した物質、それ以外には油化、塩化、酒化した物質がこれに該当します。

ミイラ物質が増えてすい臓のβ細胞の活性が低下すると、自浄作用であるオートファジー現象が起こらなくなり、すい臓のβ細胞自体がミイラ物質になってしまいます。オートファジー現象が有効なうちはβ細胞はミイラ物質を分解処理しますが、この機能がおかしくなると、高血糖状態が常態化して糖尿病体質になり糖尿病へと病状が進んでしまいます。

高血糖状態は体内に記憶されるメカニズムがあるようで、食べすぎや飲みすぎで高血糖状態が体内記憶として定着すると、高血糖に対する感受性が鈍くなり、体は自力で高血糖を下げようと努力しなくなってしまいます。それにつれて、さまざまな悪玉酵素が産生されるようになります。この状態を、私は「**糖尿病体質**」と呼んでいます。

○糖尿病による合併症はこうして起こる

糖尿病によって内臓脂肪が増えると、血管障害が早まります。

体が正常なときは、物を食べると血糖値が上昇します。一方でインスリンの分泌量が増加して、しばらくすると血糖値が下がるようになっています。ですから、血糖値の下降はインスリンの働きが正常であることを示しているともいえます。

通常、分泌されるインスリンは「**成熟インスリン**」のみですが、過食や飽食で糖分が急激に増えてインスリンが過剰に分泌されると「**未熟インスリン**」（医学界ではプロインスリンと呼んでいます）もたくさん分泌されます。この未熟インスリンが、コラーゲンを劣化させたり、腫瘍細胞を増殖させたりすると、私は考えています。

こうしてインスリンが正常に働かないと、血糖値が上昇したままになり、細胞が糖に包まれた状態（糖化）になります。私はこれを「**つくだ煮現象**」と呼んでいますが、糖に包まれた細胞は元気のない糖化細胞となり、血管内のゴミとなって動脈硬化を引き起こす危険性も出てきます。

これによって起こる血管障害こそ糖尿病自体より怖い合併症の正体です。血管障害により神経が麻痺したり、失明や腎症、末梢血管障害による細胞の壊死なども起こってきます。なかには足の切断にまで及ぶこともあります。

○「スローミイラ現象」にご用心

「スローミイラ現象（スローミイラフェノメノン）」は私の造語ですが、これは、食べ過ぎや運動不足、新陳代謝の低下、排泄能力の低下などによって体細胞が酵素を介さないで酸化したり、油化・糖化したりして、**ゴミタンパク（劣化タンパク）**であるミイラ物質（脂肪分・酒糖分）が増える現象のことです。ゴミタンパク（劣化タンパク）もミイラ物質も私の造語です。

スローミイラ現象についてもう少しお話しします。鉄が酸化してさびると劣化するように、私たちの体をつくっている細胞も酸化すると劣化します。まさしく体がさびていくイメージです。

もう一つ細胞は糖化することでも劣化します。糖化とはタンパク質と糖が結びつく現象ですが、これはパンを焼きすぎると糖化してこげるのと似ています。こげもタンパク質と糖が結びついたもので、糖化によるものなのです。

血管内に余分なブドウ糖が多くなると、体内のタンパク質と結びつき、いわゆるゴミタンパクになります。たとえば、赤血球の鉄タンパクであるヘモグロビン（Hb）とブドウ糖が結合するとグリコヘモグロビンになります。その一つへモグロビンA1c（エーワンシー）は糖尿病ととくに密接に関係しています。

体のすみずみにまで酸素を運搬するヘモグロビンがブドウ糖と結合して糖化すると、ヘモグロビンと結合した酸素は分離されて細胞へ供給されなくなります。その結果、体のあちこちで酸素不足状態が起こりトラブルが起こってきます。

その他、塩や油、酒などを摂りすぎると、細胞は漬物のような状態になります。私はこれを「**漬物現象**」と呼んでいます。

このように、体の細胞が酸化や糖化、漬物現象によってミイラ化していくのがスローミイラ現象であり、糖尿病はこの現象から引き起こされます。スローミイラ現象の原因は主に運動不足や過食にありますから、糖尿病を防ぐには、まず運動や食事などの生活習慣を見直さないといけません。

糖尿病を患っているのに、それまでと同じ食生活や運動不足の生活を続けていると、合併症になる確率がどんどん高くなります。

○ミイラ物質は脳梗塞、脳出血、心筋梗塞などの元凶

体内における化学反応には本来、酵素が作用しますが、ミイラ化には酵素が作用していません（非酵素的結合）。ですから、体内の細胞や物質がミイラ化すると、体に役立つ有効物質にはならず、異物化されてミイラ物質になってしまいます。

ミイラ物質になっても初期の段階なら薬物を使用することで、なんとかもとに戻すことができますが、数日かけてゆっくりミイラ化した場合はそうはいきません。ミイラ物質がそのまま体内に増えるにつれて、わずかずつですが炎症反応が起きるようになります。そのことは血液検査で高感度C反応性タンパク質（高感度ＣＲＰ）を測定すればわかります。

また、超音波検査機で頸部動脈を診ると、プラーク（垢）が確認できます。プラークは、動脈の血管内皮細胞がミイラ化したもので、動脈硬化の原因の一つになります。血管内に出来たプラークが剥がれ血液に運ばれて脳に流れ着き脳の血管を詰まらせると、脳梗塞に

なります。脳の血管が脆弱になり血管が破れてしまうと脳出血となります。心臓の冠動脈を詰まらせると心筋梗塞となります。

ミイラ物質をできるだけ発生させないためには、糖、塩、油、酒などの過剰摂取をしないよう努力をし、運動を心がけることです。

じつは、体内で起こるミイラ化には急性（早期）と慢性（進行性）があります。急性のミイラ化は薬物投与によって早々に修復されますが、慢性のミイラ化は薬物投与だけでは不十分で、生活習慣を変えなければ本当の改善は望めません。やはり食生活や運動不足などを改善していくことで処理されて消えていきます。

○筋肉の増強が糖尿病を救う

糖尿病を防ぐには、肥満を改善し、体重を減らすだけで十分ではありません。

インスリンに対して体内組織が応答する性質が低下するほどインスリン抵抗性が高くなります。たしかにインスリン抵抗性は、食事量を減らせば多少改善されますが、それだけだと筋肉も減るので、インスリン抵抗性改善効果は少なくなります。

自然な形でインスリン抵抗性を改善するために、もっとも効果的なのは筋肉量を増やすことです。筋肉は健康のバロメーターであり、救世主です。筋肉は糖、脂肪、タンパクなどの栄養素を取り込み、エネルギーを産生します。しかも、負荷をかけられると、より多くの栄養素を取り込んでエネルギーに変えます。

食事量を減らすと、筋肉のエネルギー源としてのブドウ糖が足りなくなり、脂肪とともにタンパク質も分解します。これによって脂肪は減ります。ところが、インスリン抵抗性の改善に必要な筋肉も減ってしまうため、糖尿病の改善しにくくなります。

ですから、食事量を減らすだけでは糖尿病の改善が難しいのです。食生活だけでなく、筋肉を増やすための運動も必須です。

じつは筋肉量が増えると、すい臓の機能が高まり、ランゲルハンス島（インスリンβやグルカゴンαなどを産生するすい臓の細胞塊）のβ細胞からインスリンが分泌されやすくなります。インスリンの働きは血糖値を抑えるだけではありません。分泌量が足りないと、骨の中の血液量が低下して骨が弱くなります。

筋骨隆々などといわれるように体における筋肉と骨の役割は一体ですが、インスリンの働きから見ても同じです。たとえば、同じくインスリン分泌薬を飲んでいても、運動をして筋肉量を増やす努力をしていると薬が効果的に作用しますが、あまり運動をせず筋肉量が減っていると効果が薄くなります。

ちなみに、筋力づくりをすると「若返りホルモン」も増加します。若返りに関与するホルモンのことですが、具体的には成長ホルモン、甲状腺ホルモン、インスリンホルモン、副腎ホルモン、性ホルモンなどがあり、私はこれらをまとめて「若返りホルモン」と呼んでいます。

運動して筋肉量が増えるのは筋線維が断裂し、修復するときに筋線維が肥大するからです。じつは、筋線維の修復にはマクロファージという細胞が関与していてインターロイキンという物質が分泌され、体内の臓器から分泌される若返りホルモンを増やして筋線維の修復に当たることがわかっています。

コラム

腎臓で酸化糖が再吸収される悪循環

腎臓は血液に含まれる毒素や老廃物を浄化して尿をつくっていますが、血圧をコントロールする働きも担っています。また、血液内の水分や電解質（ナトリウム、カリウム、カルシウムなど）の量も調整していて、体に不可欠なミネラルは再吸収します。糖も再吸収されます。

このような再吸収は腎臓内の近位尿細管という部位で行なわれますが、このとき活性酸素と結びついた酸化糖も再吸収されて血管に戻り、全身を循環します。この酸化糖は細胞を傷つけるため、発ガン性の危険性があるのです。これも、酸化ストレス（生体内において活性酸素などによる酸化反応が抗酸化作用を上回って起こり、細胞などに有害な作用を及ぼすこと）の一つです。

血糖値が高まると糖尿病リスクが高まりますが、それだけでなく腎臓で再吸収された酸化糖によるリスクも高くなります。このような悪循環を断つためにも、食生活の改善や運動不足の改善で糖分が増えすぎないように心がけることが欠かせません。

さらに今は、尿糖の再吸収阻害剤であるＳＧＬＴ１やＳＧＬＴ２が利用できるようになり話題になっています。

健康karte

5

病気を防ぐ食生活のすすめ

○「飽食病」「体さび病」は病気のサイン

細胞が酸化して劣化することがさまざまな病気の原因になることは先述したとおりですが、私は患者さんにこの現象をわかりやすく伝えるために「体さび病」と呼んでいます。

これを防ぐには、それまでの食事の量を3割くらいカットする努力が必要です。摂りすぎた栄養がエネルギーにならず体内にあふれると、それが酸化されて〝体のさび〟になります。この現象によって生じる産物を「ミイラ物質（SMP：スローミイラプロダクツ）」と呼んでいることも先述しました。

ミイラ物質が生じる体の部位によって、目の障害、腎障害、動脈硬化、神経障害、手足のしびれなど、さまざまな障害が起こってきます。細胞の活性が低下して体力を失うと、老化物質のホモシスチンやアミロイドなどを分解する能力も低下していきます。

ミイラ物質による体の異常があっても自覚症状がすぐに現われないのは、毎日の食生活や運動などによってミイラ物質が増えていき、少しずつ体に変化が起こるためです。そのために、自覚症状はないのに健康診断で病気が発見されるということが起こります。驚かれるかもしれませんが、早期に見つかって「良かった!」と考えるべきなのです。

もちろん、症状がなくても運動や食事を改善したり、最新医学に基づいた予防について学んで取り入れたりすることも心がけるべきです。

たとえば、肥満とリンクする乳ガンが急増しています。私はバターや小魚に蓄積した化学物質も原因になっていると強調してきました。また、こうして食生活がもたらす疾病を「飽食病」と名づけ、その後に見舞われるであろう体の酸化現象を「体さび病」と名づけて、飽食傾向の強い食生活に警鐘を鳴らしています。

飽食を続けていると、目に見えて肥満になり脂肪が溜まる人もいますし、見た目は太っていないけれど内臓脂肪が溜まっていく人もいます。内臓脂肪が増えると、高血圧や高血糖、脂肪異常などが起きてきます。

この状態のままでいると知らないうちに動脈硬化を起こし、果ては心筋梗塞や狭心症、脳梗塞などの命に関わる病気につながっていきます。以前は、それぞれ独立した病気として扱われていましたが、今は研究が進んで、同じような危険因子から引き起こされていることが明らかになりました。それがメタボリックシンドローム（代謝異常症候群）です。

これは、私が長年、飽食病や体さび病からさまざまな病気が起こっていると提唱してきたことと一致します。

人間ドックや健康診断で多少の検査結果の異常値を告げられても、〝ちょっと気をつければいいか〟くらいにしか考えないかもしれません。しかし、実際にはわずかな異常値であっても体の中でさびが広がりはじめていることを示しているのです。

その後も自覚が無いまま飽食を続けていると、どんどんさびがたまって、ちょっとした数値異常ですんでいた人が本当に糖尿病になったり、急に心筋梗塞や脳梗塞で倒れたりすることが起こってくるのです。

○「隠れ肥満（内臓脂肪）」をチェックしましょう

一日に必要なカロリーは、成人男性で1600〜2000キロカロリーで、成人女性で1400〜1800キロカロリーといわれています。しかし、飽食に慣れた私たちは日々、必要以上のカロリーを摂っています。それは肥満の原因にもなっています。

もともと日本人の3人に1人は肥満遺伝子を持っています。肥満遺伝子とは、エネルギー代謝に関連する遺伝子です。中性脂肪の分解を抑制し基礎代謝量を低くするβ3アドレナリン受容体（β3AR）や、エネルギーを燃焼させる多胞性脂肪細胞の働きを低下させて基礎代謝量を低くするUCPIなど、50を超える関連遺伝子が発見されています。

肥満遺伝子をもった人が飽食、過食を続けると、見た目に太るだけでなく内臓脂肪が蓄積していきます。内臓脂肪肥満は皮下脂肪肥満よりも生活習慣病の要因になるといわれ、「隠れ肥満」ともいわれています。

「隠れ肥満」は外から見えませんが、体脂肪率を測ることで正常な値かどうか調べることができます。正常な体脂肪率は成人男性で15〜19％、成人女性で20〜25％です。男性で25

％以上、女性で30％以上になると、生活習慣病になる確率が高くなります。

ですから、たかが肥満と侮ってはいけません。以下は肥満、隠れ肥満になりやすい条件ですが、半分以上該当する人は危険かもしれません。

「①野菜を食べない。食べても量が少ない／②流動食、軟食、消化吸収率の高い食品が多い／③間食が多い／④肉や揚げものが好き／⑤甘いものが好き／⑥お酒をよく飲む／⑦コーラなどの清涼飲料水をよく飲む／⑧朝食をよく抜く／⑨夜遅くにご飯を食べることが多い／⑩運動をあまりしない／⑪ストレスが多い」

半分に達していなくても、自分で気になる該当項目があったら体脂肪を測ってみるべきかもしれません。もし体脂肪が基準値を超えてしまっていたら、食生活を見直さなければいけません。

○同じ肥満でも皮下脂肪より内臓脂肪が怖い

お相撲さんは太っています。しかし、お相撲さんは毎日猛稽古をしています。たしかに体を大きくするために大食をしていますから、体脂肪率が高いのは当然で、皮下脂肪は多いのですが、内臓脂肪はそんなに高くないことが知られています。あれだけの激しい運動をしているのですから内臓脂肪は溜まりにくく、皮下脂肪の下にはたくましい筋肉が隠されているのです。

内臓脂肪型肥満はりんご型肥満とも呼ばれます。あまり運動しないでこの体型になっている人は、私の経験でいえば必ずと言っていいほど脂肪肝、脂肪膵または萎縮膵、脂肪筋(霜降り)、脂肪骨(MRIで骨を見てみるとよくわかります)を伴っています。

必要カロリー量を大幅に超える食事をし、肉や魚のおつまみをたっぷり食べながら夜遅くまで酒を飲む。そんな生活が続けば、まちがいなく高血圧、動脈硬化、糖尿病などを発症することになるでしょう。

コーラなどの清涼飲料水やクッキーなどには添加物質としてリン酸塩が含まれています。リン酸塩の摂りすぎはカルシウムとリンパのバランスを狂わせ、血中にリン酸カルシウムを増加させ、動脈硬化や内臓の石灰化(「**臓器石灰症**」私の造語)を生じさせます。骨粗鬆症も進行します。

私は骨粗鬆症を積極的に治療することで動脈硬化を抑制し、カルシウムが骨に再吸収される治療法について報告しています。

○1日350gの野菜と200gの果物を食べましょう

肉食中心だったアメリカで、生活習慣病を減らすために官民一体で取り組んだのが「5 A DAY運動[※9]」です。その結果、主食前の野菜と主食後の果物の摂取量が増加し生活習慣病での死亡率が減少しはじめました。

その実績を受けて、日本でも2002年に「ファイブ・ア・デイ協会」が設立されました。日本では厚生労働省の呼びかけで「1日5皿分（350g）以上の野菜と、200gの果物を食べましょう」と提唱しています。野菜350gはホウレンソウのおひたし1皿70gとして5皿で350gです。果物200gはリンゴか梨1個、みかん2個、グレープフルーツ半分程度です。だいたいの目安としては、1日200〜400gくらい摂取するのがいいでしょう。

果物は果糖の塊でブドウ糖に近いため、食べすぎるとカロリーが高くなります。とくに糖尿病の方は高血糖になります。ですから、果物は食べたほうがいいのですが、食べすぎもいけません。私は次のように指導しています。

毎日食べる量として、ビタミンCの多いみかんは2個までで〝3つはいかん〟などとダジャレを言っていますが、5～10個をペロリと食べてしまうのは食べすぎです。リンゴは2分の1個以下がいいと思います。繊維が多く、リンゴ酸は胃腸をはじめ体にいいのでおすすめです。イチゴは1日5個まで、大粒のものは3個まで。砂糖をかけるのはよくありません。

ミカンやイチゴは、食べすぎると胃腸を冷やす作用が強く、腹部に不快感が出る人もいます。それは、ミカンやイチゴが悪いのではなく食べすぎが原因です。果物は皮をむく前、食べる前によく洗うこと、表面に使用されている防腐剤が体によくないので要注意です。

果物を食べると太ると思っている人がいますが、これは毎日果物を大量に食べすぎた場合に限ります。食べすぎると、尿酸血症になります。

最近の研究によりますと、果物の中には体に良い物質も多く含まれますし、中性脂肪を減らしダイエット効果があることも判明しています。そもそも果物に含まれる果糖は単糖として存在しているため、体内で還元しやすく、中性脂肪の増加には結びつかないのです。

高コレステロール血症予防のためには果物は控えるべきであるという情報が広がってしまったことで、日本人の果物摂取量が低下してしまったのだと私は考えています。200

1年の日本人の1日当たりの果物摂取量は87・2gですが、この量は理想的な摂取量の半分にも達していません。

果物にはポリフェノール、ビタミンなどの抗酸化物質も豊富に含まれていて、老化を遅らせる作用や抗ガン作用が期待できます。最近ではスーパーでさまざまなカットフルーツが売り出されていて、皮をむいたり、種を取ったり、食べやすい大きさに切ったりして手間がかからないようになっています。これなら数種類の果物を少量ずつ食べ合わせることもできます。

ただし、あくまで生ものですから、衛生管理や添加物質、防腐剤の除去といったことには注意が必要です。

※9「5 A DAY運動」　米国立アカデミーが最新の研究論文や疫学調査に基づき、肉食を控え、野菜、穀物、果物を多く摂取することでガンを予防できる見解を導き出した。それに基づき、ガンや生活習慣病の予防対策として1991年にアメリカで立ち上がり、世界30カ国以上で展開されている食生活改善運動。

○日本人自身が日本食を見直すべき

　私たちの「食」が飽食といわれるようになったのは、戦後の日本が豊かになるにつれて、欧米の食文化が浸透していったことに起因しています。豊かさに伴い日本は世界各国から食材を輸入し、世の中にはグルメ志向が生まれ、あっという間に贅沢三昧になってしまいました。その結果、ハンバーガーやステーキ、霜降りの牛肉やマグロのトロなど大量の脂質を摂取してきたのです。

　現代文化とされている電子レンジによる加熱料理も健康を害しています。電子レンジは油とタンパク質を酸化させ、酸化脂質と酸化タンパクにします。それらが私たちの体をさびつかせます。

　長らく日本人の食生活スタイルだったたつつましい食事（日本食）はどこへいってしまったのでしょうか。高度経済成長期にさしかかる頃から一般家庭の所得が上昇し、それとともに家庭の食卓も潤ってきました。家計の中で食費が占める割合を見る基準として、当時盛んに言われたエンゲル係数という言葉はもはや用なしとなって、食はますますぜいたくになり、飽食への道をまっしぐらに進んできたのです。学校給食も栄養面の充足が図られました。

その結果、日本人の体格は向上し平均身長もグンと伸びました。しかし、食が豊かになることは同時に食が欧米化することでもありました。たしかに、欧米食は体の成長を促進したかもしれませんが、日本人の飽食を助長することになったのも間違いないでしょう。日本食は粗食というイメージもあり、栄養面が乏しい感じがしますが、野菜や魚、味噌や漬物などの発酵食品を中心としていたため、生理機能を高位に保つことでは欧米食よりも格段に優れていました。

さらに、味噌汁に入れる具材、煮物、納豆など、日本食なら1日30品目くらいの食材を口にするのも難しいことではありません。欧米の食事のように肉や揚げものに偏ることもなく、栄養バランスの良い食事を摂れます。このような日本食中心の生活をしていた戦前までは、糖尿病や脳梗塞にかかる人はめったにいませんでした。

今、アメリカではこうした日本食に目が向けられ、研究も盛んです。私たち日本人も、日本食を見直すべきだと思います。

ただし、日本食であっても養殖ものが増えています。私は講演の中のダジャレで「洋食よりも和食というが、和食の食材に養殖が多いのは、和食といえども洋食（養殖）だ」と話しています。

量の問題もありますが、ウナギや魚など好みとして天然ものより養殖ものを好む人が多いという調査結果が出ています。養殖もののほうがたっぷり栄養を与えられて育つので、天然ものより脂が多くておいしいためのようです。日本人の舌は過度な脂の量に慣れてきたのでしょう。

養殖ものはクローン病を招く恐れもあります。クローン病は、欧米諸国では若い世代に患者が多く、肉脂に原因があるといわれています。腹痛や下痢などの症状を起こし体重減少を招くので、若いうちに発症すると成長が阻害されます。近年は、日本でもこのクローン病など脂に起因する病気が増えています。

その原因は脂肪そのものの増加だけでなく、脂肪に蓄積されている化学物質も関係していると考えられます。

「牧草に農薬を撒く」→「農薬は牧草とともに牛に摂り込まれる」→「農薬は脂溶性なので脂肪に集まる」→「その牛の肉の脂肪を好んで食べる」「バターを食べる」

このような流れで、化学物質が溶け込んだ脂質が私たちの体内に入ってきているのです。

○健康の基本は「食」にあり

健康の基本は「食」にあるといっても過言ではありません。健康なうちに健康を意識した食生活をすることがなにより大切です。

食で気をつけることは、まずカロリーや脂肪の摂りすぎです。それを防ぐために、どんなことに注意したらいいのか考えてみましょう。

カロリーの過剰摂取に気をつけることはもちろんですが、同時に注意したいのは食事をするときのスピードです。大食いの人は往々にして早食いです。早食いをすると、活性酸素の量が増えてしまい、体をさびつかせることにつながります。

大食いの人は、とにかくゆっくり時間をかけて食べるようにしましょう。そうするだけでも、食事が自然に減ります。

同じ食事内容・カロリーであっても、食べる順番も大事です。①野菜群（リンゴ・バナナ・キュウリを除く）、②魚・肉類、③主食群（ジャガイモ・ニンジンを含む）、④果物デザート群。この順番で食べると、余分なインスリンが分泌されず、いわゆる肥満ホルモンである〈未熟インスリン〉が分泌されにくくなります。
これは「面倒な食事療法や食事制限は嫌だ」と言う患者さんに「これだけは実行してほしい」とすすめている食事療法です。

〈**高血圧**〉塩分を制限する。ダイエットをする。良質のタンパク質やミネラル類、とくにカリウム、カルシウムを摂る。
〈**低血圧**〉良質のタンパク質源である肉、魚介類、豆および豆製品、卵、牛乳などを摂取する。また、ビタミンやミネラル源である野菜や果物をしっかり摂る。
〈**高脂血症**〉肉食中心の食生活をやめて、魚や植物性食品でタンパク質を摂る。野菜をたくさん摂る。コレステロールや糖分の多い食品はなるべく避ける。
〈**糖尿病**〉タンパク質・脂質・糖質のバランスの良い食品を摂取する。ビタミン・ミネラルを適度に補給する。コレステロールの多い食品は控える。動物性脂肪を控えて植物性油を使用する。植物繊維質を多く摂る。
〈**痛風**〉総カロリーを制限する。プリン体[※10]の多い食物は食べすぎない。アルカリ性食品を多く摂る。

〈**リウマチ**〉牛乳・乳製品でカルシウムを補給する。ＥＰＡ※11（エイコサペンタエン酸）を多く含むサンマ・イワシ・アジなど青魚を摂る。関節リウマチに効く成分バナナーゼが多く含まれる良質のバナナを摂る。

〈**肝臓病**〉バランスのとれた食事を心がける。とくに赤身肉、卵、牛乳、大豆食品など良質なタンパク質の摂取を心がける。なかでも肝臓の再生力があり、ビタミンも豊富なレバーを摂る。脂肪肝の人は脂肪、アルコールを避け、食事全体を低カロリーに抑える。慢性肝炎の場合は、脂質の摂取制限は必要ない。

〈**骨粗鬆症**〉カルシウムを多く含む食品を摂取する。とくに吸収率が良い牛乳などの乳製品を摂る。ビタミンＤを含む食品も多く摂る。

※10◆**プリン体**　食品中ではうま味の成分であり、核酸中に多く含まれる。

※11◆**ＥＰＡ（エイコサペンタエン酸）**　青魚に多く含まれ、血栓溶解や血管拡張作用があり、脳梗塞や脳血管性認知症など脳の血管障害による疾患を防ぐ働きをする。

○正しい食生活15カ条

「正しい食生活15カ条」を考案したのはかなり以前ですが、今読み返しても少しも古くなっていません。発表した頃は、メタボリック症候群が今のように喧伝されていませんでしたが、正しい食生活を送っているかを確認する指標になります。

①食べたいものより、必要なものを食べる
②食べすぎは成人病のもと、腹八分に抑える（肥満者は炭水化物3割カット）
③朝食や昼食を抜かず、1日3食を規則正しく食べる
④肉・魚・野菜をバランス良く食べる
⑤タンパク質は動物性と植物性を半々が理想
⑥食品の種類をバランスよく、多く摂る（1日30種類を目標に）
⑦間食はしない（ただし子どもの場合は必要）
⑧塩分は高血圧の原因なので、塩の代わりに香辛料を上手に使う
⑨消化吸収・新陳代謝を良くするため、毎日適度な運動をする（室内運動を推奨。後述）

⑩夜は果物、生野菜を食べすぎない（多くのカリウムが体にたまる）
⑪睡眠前2時間は食べない（食べ物が胃に停滞し、胃炎の原因になる）
⑫睡眠前に牛乳を飲んで歯を磨く（牛乳は口や胃の粘膜を洗ってくれる）
⑬過度のアルコールは控える（体細胞や神経を麻痺させる）
⑭タバコは吸わない（百害あって一利なし）
⑮ミネラル（微量金属類）、食物繊維、ビタミンA（βカロチン）、ビタミンC、ビタミンEなどは細胞の基本的な栄養なので、とくに摂取を心がける

○脂肪が肥満・動脈硬化・発ガンを促す〝悪者〟になった理由

現在80代の人たちがまだ働き盛りの年齢だったころ、日本人の肉類（動物性タンパク質）の摂取量は現在のほぼ7分の1だったといわれます。つまり、半世紀ほどの間に日本人の動物性タンパク質（動物性食品）の摂取量は、なんと7倍まで増えたということです。日本人の食生活はまさに激変したのです。

とはいっても、肉類の摂取そのものは決して悪いことではありません。日本人の体格向

上は肉類を食べるようになったことによるものであり、肉類には良質なタンパク質、ミネラル、ビタミンなど、貴重な栄養素が豊富に含まれています。しかし、実際に肉類を食べるときは、味付けのタレなどで塩分や糖分も一緒に食べることが多くなります。そのことも考えて、食べる量を減らすようにしたほうがいいでしょう。

人類が先進諸国を中心に肥満や糖尿病に苦しむようになったのは、この1世紀以内のことで、それまでは飢餓と餓死の連続でした。その間に、人間の体はできるだけ脂肪を体内に溜め込むことで飢餓に備えるように進化してきました。〝油断大敵〟という言葉は、まさしくそのことを示しています。

ですから、私たちの体は食べた脂肪を上手に体内に蓄積し、使い切らなかった糖分も脂肪に変えて蓄積するようになっています。それは粗食の時代はうまく機能していましたが、経済が成長し飽食の時代になってからは、過剰に脂肪が蓄積されるようになった（細胞が油化されミイラ物質になる）ことで肥満を助長し、動脈硬化を悪化させ、ガンの発生を促すようになってしまったのです。

○脂肪の害をできるだけ減らす食事を！

中性脂肪やコレステロールなどの脂質をたくさん含んだ食品を食べすぎないようにするだけで、脂肪の害を減らすことができます。同時に、良質の脂肪を適度に摂ることを心がけます。そのために気をつけてほしいことをまとめておきます。

●脂肪の摂取をできるだけ減らす……肉を食べるときは、脂肪の少ない肉を選び、「油化」を避けましょう。牛肉のヒレはロースの3分の1、豚肉はロースの5分の1です。すき焼きは牛肉の脂肪をそのまま摂ることになりますが、しゃぶしゃぶや網焼きはかなり脂が抜けます。調理に用いるバターや油にも注意が必要です。炒めものや揚げものを食べることで、私たちは意外にたくさんの脂肪を摂取しています。

●動物性より植物性の油を摂る……オリーブ油を常用しているギリシャ人やイタリア人には脳卒中患者が少ないのです。オリーブ油、ごま油、紅花油、しそ油といった植物性油を使うようにしましょう。サラダ油は要注意です。野菜炒めなどは、油をひかず水で炒めるのも良い工夫です。

●**古い油は使わない**……植物性油であっても何度も使わず、古いものは潔く捨てましょう。油は古くなったり熱にさらされると酸化してしまい、動脈硬化を起こしたり発ガンの危険性もある過酸化脂質に変化したりします。

●**「背の青い魚」を食べる**……イワシやサバなど背の青い魚にはEPA（エイコサペンタエン酸）やDHA※12（ドコサヘキサエン酸）がたくさん含まれています。EPAやDHAは、血液中のコレステロール値や中性脂肪値を低下させ、血液の流れをスムーズにして血栓ができるのを防止します。細胞膜の原料にもなります。

●**ビタミン豊富な野菜を食べる**……緑黄色野菜に多く含まれるビタミンC、ベータカロチンなどは活性酸素によって脂質が酸化されるのを防いでくれます。

●**植物繊維をたっぷり摂る**……野菜の繊維は腸内でコレステロールや中性脂肪などの脂質を吸収し、外へ運び出します。サラダは見た目ほど繊維を摂れませんが、わかめや昆布といった海藻類、海苔、ところてん、寒天などには大量の植物繊維が含まれています。

●**食事の後は烏龍茶**……中国料理には肉料理や炒めものが多いのですが、中国人には脳卒中や心臓病がそれほど多くないのです。それは、食事中に烏龍茶を頻繁に、かつ大量に飲むことも関係しています。烏龍茶には脂質を体外に排出する作用があります。数種類の茶菓をブレンドするのも効果的です。

●良質の脂肪を摂る……魚油、植物油など良い脂肪によって悪い脂肪を洗う、と聞いたら変に思いますか？　たとえば手にエンジンオイルがついたとします。これを落とすには石けんを使います。石けんはグリセリン油そのものです。体内でも同じで、油の汚れを落とすには良い油を摂ることです（オイルで老いるを防ぐ）。おすすめは、ごま油、月見草油、しそ油、オリーブ油、亜麻仁油などです。もうひとつ、アイラブユーもいいですよ！

※12◆DHA　ドコサヘキサエン酸　青魚に多く含まれ、脳神経細胞のシナプス（接触部位）で必要とされるアセチルコリン（脳神経の興奮伝達物質）の分泌を刺激することによって頭の働きを良くし、脳の老化を防ぐ。

○「年をとるほど若返ってください」

「誰でも年齢が重なっていきます。しかも65歳を過ぎると、〝努力の差〟が顕著に現われてきます。今からでも間に合います。年をとるほど若返ってください」

私のクリニックを訪れる患者さんにいつもこのように言っています。変な言い方だと思われるかもしれませんが、来院されて私に会ったその日から、実際に驚くほど若返っていく患者さんがほんとうに多いのです。そうした患者さんに共通しているのが、あきらめない心意気をもっていることです。

どのような症状であっても決してあきらめず前向きな人は、薬の効きめも良ければ治りも早いのです。

病気が治った後も、私に会いに訪れる方がいらっしゃいます。その後の経過を定期的に確かめておきたい、細胞の活性化を確かめる電気治療を続けたい……などなど。現代は医療が進歩していますが、だからといって健康保険制度や介護制度を主にした考え方をすべきではありません。医療や薬、保険、介護はあくまで補助であり、生きる意欲、希望、生き甲斐、趣味、そして運動を主にした人生を歩み続けるに越したことはありません。

病気になったり、怪我をしたりしたとき、多くの人は自分の体を意識します。健康とは体のことを忘れていられる状態であるともいえますが、中高年を過ぎると常に体のことを意識しなければ健康を維持できません。そのポイントは「食事」「運動」「心」「生活リズム」の４つです。

コラム

朝起きがけの唾を飲み込まない

うがいや歯磨きで口腔内を清潔に保つことは、虫歯や歯周病の予防だけでなく、全身の健康を保つためにも役立っています。

口の中は湿っていて適温に保たれているので、さまざまなバクテリアが繁殖しやすい環境になっています。そこに食べかすが残っていれば、あっという間に口の中で菌が繁殖し、虫歯だけでなく歯肉炎や歯槽膿漏などの歯周病や口内炎の原因となります。体力が落ちているときに、唾液に含まれる細菌などが気道に流れ込んで嚥下性肺炎を引き起こす危険もあります。

唾がバクテリアによって発酵すると、アセトアルデヒドやホルムアルデヒドに変化することもあります。それらを飲み込み続けていると、就寝中に食道内に停滞して咽喉頭ガンや食道ガン、さらには胃ガン、すい臓ガンなどを誘発する原因になることもあります。動脈硬化や心臓病の原因になることまであります。ですから、朝起きがけの唾は飲み込まないで、まずうがいと歯磨きをしてください。歯磨きを選ぶ際は、洗浄だけでなく、化学物質を含まないもので菌を増やさないものがおすすめです。

健康karte
6

「健康カラオケ」で若返る

○検査データでも健康カラオケの効果がはっきり！

私の医院では40人ほどが入れる「カラオケルーム」を設け、患者さんが自由に利用できるようになっています。そこで週に一度は専門家の指導による「カラオケ教室」も開いています。カラオケルームが新しい医療の場にもなっているのです。

最新医療の立場からカラオケによる素晴らしい治癒効果に注目したためですが、臨床的に見てもカラオケの健康効果を実感しています。なかでもとくに注目しているのは、私が「**幸せホルモン**」と呼んでいる脳内ホルモンの分泌が活性化することです。

患者さんからは、「高血圧気味だったのが正常値になった」「不眠症が治った」「頭痛が消えた」「喘息が軽くなった」といった反応が聞かれます。また、「歌うようになって更年期のうつ状態から解放された」「沈みがちだったのが元気になった」「積極的になった」「若返った」といった精神面での変化も出ていることもわかっています。

私は昔から歌うことが大好きで、たまに患者さんと一緒にカラオケ教室で歌うこともあります。そんなときカラオケに集中している患者さんたちを観察していると、ご高齢の方も年齢を感じさせないほど元気はつらつです。たくさんの患者さんが「先生、とても健康になりました」と報告してくれます。

こうした「**健康カラオケ**」の効果は、検査データにもはっきりと現われています。一つ症例を挙げてみましょう。

原因不明の本態性高血圧の患者さん（66歳・男性）は、以前から最大血圧が２００㎜Hg（水銀柱ミリメートル）まで高くなることがしばしばでした。それが、治療と並行してカラオケをやるようになって数カ月後、驚くことに最大血圧が１４０㎜Hgにまで下がり、それ以降も安定したのです。

じつはこの患者さん、当初は降圧剤などで対応していました。血圧は下がりましたが、それは一時的で再び上昇してしまい、また降圧剤を追加するというくり返しでした。ところがカラオケを始めてしばらくすると、降圧剤で下がった血圧が薬を止めても再上昇しなくなったのです。薬量も減らせました。これは、カラオケの効果を示しています。

京都府立医科大の臨床例では、カラオケで女性の患者さんのストレス指標が大幅に減少し、体重も10kg減って糖尿病や高血圧の兆候が消えたといいます。横浜労災病院ではカラオケを導入したところ、認知症患者の物忘れがかなり改善されたという例が報告されています。

○カラオケはメタボ対策にも有効な有酸素運動

カラオケはメタボ対策としても期待できます。実際にカラオケを活用して体質改善をされた患者さんは大勢います。当院内にある「**健康ひろば**」では、メタボ対策に効果がある有酸素運動を実践していますが、カラオケだけでBMI値（ボディマス数値・肥満度※13）が正常値に近づいた方もいらっしゃいます。このことは、カラオケを歌うことが有酸素運動になっていることを物語っています。

それは、正しく歌を歌おうとするほど腹式呼吸による発声、つまり腹式発声になるからです。たとえば、肺活量が３０００〜４０００ccある人でも、日常生活では１回に８００〜１０００ccしか呼吸していません。ところが歌うことによって腹式発声が身についてくると、肺活量は１・５倍以上になります。これは有酸素運動に匹敵します。

有酸素運動がカロリーを消費させてダイエット効果を発揮することや、血行促進、血糖値、血圧、中性脂肪値を低下させることも認められています。

カラオケによる効果には個人差はありますが、カラオケをはじめて1年ほどでＢＭＩ値が26前後から21前後に改善された例もあります（日本肥満学会による標準ＢＭＩ値は22）。カラオケとともに私が指導する「健康ひろば」での運動療法を行なったところ、睡眠時無呼吸症候群が改善した例もあります。

ここで有酸素運動について簡単に説明しておきます。運動には無酸素運動と有酸素運動があります。前者は無酸素状態で筋肉がエネルギーをつくる運動であり、水泳やマシントレーニングなどがこれに当たります。後者は酸素を使って筋肉がエネルギーをつくる運動で、ジョギングや自転車などが代表例です。

メタボ対策に効果があるのは有酸素運動であるといわれています。それは、有酸素運動が体内脂肪のうち、とくに内臓脂肪の燃焼を促進するのに効果的だからです。細胞内にあるミトコンドリアが増え、糖分をエネルギーに変換するので血糖値を下げることにもつながります。

※13◆BMI値　BMI（ボディ・マス・インデックス）は肥満度を表す指標で、体重kg÷［身長m×身長m］の計算式で求める。

○カラオケで手軽にナチュラルハイが体験できる

カラオケで歌っていると、それも歌うことに没頭すればするほど、脳のホルモン分泌が活性化されることがわかっています。分泌される脳内ホルモンはエンドルフィンやアドレナリン、ドーパミンなどですが、私はこれらをまとめて「幸福ホルモン」と呼んでいます。これらのホルモンが分泌されると、なんとも言えない「心地よさ」が生まれるからです。これは、ジョギングハイやランナーズハイで起こる状態とも似ています。いわゆるカラオケハイの状態になるのです。カラオケハイは、同じ曲を満足するまでとことん歌い込むほど高まります。歌い込むほどに歌が上手になり、歌への感情移入度が高くなるからだと思われます。ストレス解消効果も向上します。

カラオケハイの〝ハイ〟はハイテンションの略ですが、心理学では自己超越することを指し、一種のエクスタシー状態に入ることと理解されています。アルコールやタバコなども、私たちに潜在する〝ハイ〟への欲求を満たそうとするものですが、こうしたものは一時的で一過性的な〝ハイ〟しか与えてくれません。

より自然で健全な〝ハイ〟、体にいい、心にいい〝ハイ〟を専門的には「ナチュラルハイ」といいますが、カラオケハイはナチュラルハイのひとつです。

ナチュラルハイを脳波との関係で見ると、さらに興味深いことがわかります。それは、ナチュラルハイの状態に入ると、脳波がβ波からα波に変化することです。脳波は、大脳の働きに伴って発生する微弱な電流で、精神活動と極めて深い関係があります。精神状態によって脳波の波形や周波数が異なりますが、大きく分けると「日常生活の意識状態をしめるβ波」、「集中、瞑想、リラックス状態のα波」、「ひらめき、睡眠、ぼんやり状態のθ波」の3種類に分けられます。

このうちα波は、心身が安定しているときに発生する脳波として注目されています。緊張した状態からリラックス状態になると、β波からα波に変わります。

ナチュラルハイは、セックスのオーガズムや、ヨーガ、瞑想などでも体験できますが、ダンスハイ、ムービーハイ、笑いハイ、女性に多い泣きハイや女性しか体験できない分娩ハイもナチュラルハイです。そのなかで、手軽に体験できるナチュラルハイがカラオケです。

ナチュラルハイについて、もうひとつ大切なことがあります。ナチュラルハイのときに現われる脳波はα波ですが、周波数によって高・中・低の3種類があります。これを〝α1、α2、α3〟とすると、体にいちばんいいのは中レベル（9～11ヘルツ）の「ミドルα波」です。カラオケで現われるのは、まさしくこの「ミドルα波（α2）」です。

○「大声ハイ」と「音楽ハイ」のダブル効果

「ハイ」による健康効果で、とくに「大声ハイ」と「音楽ハイ」が最近、医学的に注目されています。

まず、文字どおり腹の底から大声を出すことで得られるのが「大声ハイ」です。ロックコンサートやサッカー、野球の観戦などで2時間くらい大声を出し続けたときに味わう解放感や爽快感は、さましく「大声ハイ」によるものです。この「ハイ」は大きな声でカラオケを歌うことでも体験できます。

一方、「音楽ハイ」は自ら楽器を演奏することで得られる「ハイ」です。ある著名なピアニストは演奏中、体がふんわり宙に浮き、なんともいえない幸福感を味わうといいます。それは、音と音が共鳴し合うことで生じる高周波や、心臓の鼓動に共鳴するリズムが幸福ホルモンであるエンドルフィンの分泌を促すためと考えられます。

この「音楽ハイ」は、なにもプロの演奏家が演奏するときにかぎらず、ハーモニカを吹いていていても味わうことができますし、カラオケを熱唱しているときにも体験することができます。

このようにカラオケならば「大声ハイ」と「音楽ハイ」のダブル効果が期待できます。

○健康カラオケで表現療法的効果も期待できる

診察時に白衣の医師と向き合うと血圧が急上昇する人がいます。専門的には「白衣高血圧症」といいますが、「あがり症」ともいわれ、人前に立つと頭の中が真っ白になったり、血圧が急に上昇したりします。

私の患者さんに「あがり症」で問診に苦労した方がいましたが、その後、当院のカラオケルームを利用するようになり、人前でも緊張しないで熱唱できるようになって「あがり症」が改善されました。健康カラオケによる音楽療法のひとつです。

音楽療法に対して、医学の分野では主に三つの治癒効果が期待されています。

①音楽を聴くことによる「**行動療法効果**」
②楽器を自ら演奏することによる「**行動療法的効果**」
③声を出して歌うことによる「**表現療法的効果**」

これらのうち①と②は、欧米をはじめ日本でも早くから心療内科で導入され、さまざまな成果を上げています。③の治癒効果をもっとも期待できるのが健康カラオケです。カラオケは、ひとりで歌うよりも何人か連れだって一緒に歌うほうが多いと思いますが、そんなとき人前で歌うと、さらに表現療法的効果が高まります。

フジテレビ「エチカの鏡」（2010年7月4日放送）やテレビ東京「たけしのニッポンのミカタ！」（2011年7月2日放送）といった番組で認知症の予防について特集されたことがあります。ずいぶん反響があったということで、私もこれらの番組にゲスト出演し、昭和歌謡カラオケで認知症を予防できるマル秘テクニックについて、医学的な見地から解説しました。

認知症の予防にはストレスへの対応が重要で、ちょっとした行動療法で治癒することもあります。行動療法とは、絵を描く、楽器を楽しむ、ダンスに親しむなど我を忘れて没頭できることを見つけて行動することにより、心身の障害を治癒させるというものです。これを脳との関係でみると、大脳辺縁系が刺激されることでストレスが解消されやすくなるのです。

こうした行動療法のひとつとしてカラオケがとても効果的です。歌詞を暗記して、声をめいっぱい張り上げて1曲をすべて歌いきることで充実感やすっきり感、解放感を味わうと、ストレスが自然に取れていきます。

○回想法による脳の活性化

私が出演したフジテレビの番組「エチカの鏡」は大きな反響があったようで、私宛にも視聴者から「若者が歌うアップテンポのJ－POPよりも昭和の名曲が認知症予防に効果があるのはなぜ?」という問い合わせがありました。そのことについて、少しお話ししたいと思います。

たとえば家事をやるとき、無意識に何気なくやるよりも計画的にやるほうが認知・記憶をつかさどる脳の前頭葉を活性化させます。カラオケも同じで、歌詞テロップを見ながら歌うより、歌詞を丸暗記して歌うほうが前頭葉を活性化します。

気持ちを込めて歌うことも大切です。昭和20年代から30年代の戦後貧しい時代に青春期を過ごされた高齢者の方々にとっては、昭和歌謡といわれる当時の流行歌が心に深く残っています。

私は22年前から、患者さんたちで組織された「健康友の会」のふれあいのために年２回「健康カラオケ日帰りバスツアー」を開催しています。春の桜、秋の紅葉の時期が多いのですが、バスの中ではカラオケで盛り上がります。合い間には私が健康について話すようにしています。

高齢者が演歌を歌うと数十年前の記憶が蘇り、そのときの気持ちがあふれてきて脳が活性化されます。これが回想法による脳の活性化です。Ｊ－ＰＯＰも数十年後、今の若い人たちが高齢期を迎える頃には同じような効果を発揮しているかもしれません。

じつは、私がカラオケを上手に歌う楽しさを覚え、院内で健康カラオケを行なうきっかけを与えてくださったのは、ひとりの患者さんです。それは25年ほど前のことです。

開院してまだ2年しか経っていなかった頃、演歌の佐々木洋三先生が来院されました。佐々木先生はコロムビアの歌手でしたが、その頃は歌手を育てるレッスンプロとして活躍されていました。「酒を飲みすぎて具合が悪い」と来院されたのですが、全身エコー検査の結果、活動型C型肝炎であることが判明し、肝臓内に小さなガン腫も見つかりました。

すぐに国立がんセンターを紹介し、手術を受けていただきました。早期発見だったので、肝臓内のガン腫は完治したのですが、その後も私のところで診ることになり、4年経った頃、真剣な表情でこう言われました。

「危なかったところを助けていただいた先生にご恩返しがしたく、いろいろ考えました。私が人より多少マシなのは、カラオケで歌うこと、教えることです。周東先生、私のカラオケの生徒になりませんか」

このひと言が私とカラオケの運命的な出逢いとなりました。これは21年前のことです。その後、2003年に開院した「南越谷健身会クリニック」の三階に「カラオケスタジオ」を設けました。そこで週2回カラオケ教室を開いています。今は週5日間、カラオケレッスンも行なっています。

ここで、院内にあるカラオケ教室を楽しみながら健康な体づくりをされている患者さんの声を紹介します。

「定年退職後、家に引きこもりがちだった頃、体重はピーク時で68kgまで増えていました。ところが、カラオケ教室に参加するようになってから56kgにまで減少しました。食事制限もせず、どうしてこれだけ体重が減ったのだろう？　と思いましたが、カラオケ教室で学んだ腹式呼吸と腹式発声を続けているからではないか、と気づきました。カラオケ教室に通い始めてから腹筋も鍛えられています」（Yさん　74歳・男性）

「ピーク時は67kgあった体重が47kgにまで減っています。また、コレステロール、中性脂肪なども正常値になり、無呼吸症候群もいつのまにか完治しました。高血圧の薬も服用量が半分になり、明らかに体質改善につながっていることを実感しています。声が大きく出るようになったせいか、明るい性格になりました。きっかけになったのは、やはりカラオケ教室と出会ったことにあると思います」（Hさん　65歳・女性）

○健康呼吸のすすめ

私たちの健康に残気量が大きく影響していることがわかってきました。残気量というのは、呼吸の際に肺に残ってしまう空気の量のことです。多い場合は一升瓶いっぱい（1・8リットル）以上も空気が肺の中に残っていることがあります。

呼吸するたびに肺の中の古い空気をすべて吐き出して、新鮮な空気を吸い込んでいると思いがちですが、肺の中に半分くらいの空気が残っています。浅い呼吸ですと、汚い淀んだ空気が肺の中に大量に残ったまま生活をしていることになります。

「**腹式呼吸**」による「**腹式発声**」で歌うと、肺の空気の換気がよくなり、肺の中に新鮮な空気を取り込みます。その分、よりたくさんの酸素が細胞に行き渡ります。とくに多くの酸素を必要とする脳細胞が活性化します。

腹式呼吸をするには横隔膜をしっかり使い、息を吸うときはお腹をできるだけ膨らませて深く吸い、息を吐くときはお腹をへこませながらゆっくり吐きます。そうして腹式呼吸をすると、吸気筋、呼気筋（腹筋、肋間筋、大胸筋、背筋など）が鍛えられます。

私は、誰でも手軽にできる健康法の一つとして、腹式呼吸を基本に「健康呼吸」「肺活ヨガ」を考案しました。これは呼吸器疾患の改善に有効ですし、カラオケ上達の秘訣としても活用できます。健康呼吸のやり方を紹介します。

〈流れ〉

・まず一度に息を全部吐ききってください。それから3秒くらいで鼻からゆっくり息を吸い込み、肺を大きく開いて息をためます。

・次に口からゆっくり吐き出していきます。このとき、口をすぼめて腹をしぼるように吐き出すことが肝心です。口をすぼめて吐くのが難しい人は、ストローを使って練習することをおすすめします。

・次に、また鼻からゆっくりと息を吸い込んでいきます。

息を吸うとき、竹刀やほうきのような棒状のものを背中に回して両脇で挟み込むと、胸がグンと開いて姿勢が良くなります。また、肋骨の下にある横隔膜を意識しながら、お腹を上から下に向かって徐々に膨らますと、横隔膜が下がって肺が広がり新鮮な空気をたくさん受け入れるスペースができます。

息を吐くとき、お腹をしぼるようにして9秒くらいかけて肺内に残っているすべての空気を出し切るようにします。しかし肺内の残気は、とてもしつこいので、出し切ったと思っても少量の空気が必ず残ります。そこで、さらに「フッフッフッ」と短く息をしぼり出すようにして、だめ押しをします。これで残気量をずいぶん減らすことができます。

このような腹式呼吸の練習は、少し苦しいと感じる人がいるかもしれません。それで血圧が上がったりすると逆効果ですから、力まず無理をせず自然体で行なうようにします。最初は少し息苦しさを感じても、慣れるにしたがって楽に呼吸ができるようになります。あきらめずに続けることが大切です。

健康呼吸は1日に3回で十分です。姿勢を正して深く椅子にかけ、吐くときは体を後ろに反りぎみにし、吸うときはやや前屈みにして肺が大きく開いているのを意識することが大切です。こうした呼吸法は太極拳や気功でも広く行なわれています。

健康呼吸による健康効果の一つとして高血圧症が改善することがわかっています。

深呼吸すると血圧が下がる傾向がありますが、3人の方に健康呼吸を3カ月続けてもらったところ、Aさんは収縮期血圧が140から120に、拡張期血圧が96から74に下がりました。Bさんは160から128に、104から84に下がり、Cさんは150から114に、98から80に下がりました。3人とも大きく血圧が下がったのです。

この3人の方はいずれも高血圧症のため降圧剤を服用していましたが、健康呼吸を続けることにより、薬を服用しなくても血圧は上がらなくなりました。

健康呼吸によって血管に取り込まれる酸素が増えると、その酸素を十分に得た血管の内皮細胞は一酸化窒素を増加させ、血管を拡張させるので血圧が改善するのです。

○腹式呼吸でしっかり声を出すことが健康にいい

歌うときやスポーツの応援をするとき、「腹の底から声を出して」とよく言われますが、「腹の底」が声を出すことはありません。これは、腹式呼吸をして腹式発声で声を出せと言っているのだと思います。小中学校の合唱会などで音楽の先生が「しっかりと大きな口をあけて、大きな声を出しましょう」と指導するのも同じことでしょう。

大きな声というのは、出した時にお腹に手を当ててみればよくわかりますが、深く息を吸ってゆっくり息を吐き出す腹式呼吸をしています。横隔膜と吸気筋や呼気筋などを使った腹式呼吸をしないと、そう簡単に大きな声は出ないのです。

声が発生している声帯は、筋肉と粘膜によって出来ています。筋肉の上にコラーゲンで出来た粘膜が覆いかぶさる二重構造になっていて、息を吸うときは声帯が開き、息を吐くときに閉じて粘膜を振動させることで声が出るようになっています。

人間の声はだいたい80Hz（ヘルツ・1秒間の振動を表す単位）から６００Hzまでです。人によって幅がありますが、声帯の筋肉で微妙な音程調整をすることで、大声で怒鳴ったり、小声で囁いたり、唸ったりしています。

声帯そのものは少しだけすき間をあけたり閉めたりしていますが、その太さと長さで音の高低を決定しています。たとえば「あいうえお」の構音[※14]をしているのは、喉頭披裂筋および口腔の変化です。私は、このことを内視鏡で研究して明らかにしました。

歌うときは声量が大切で、歌唱力の決め手になります。たとえば演歌では、情感をいかに表現するかが大切ですが、とくにサビやうなり節のあたりで大きな声が出ていると、もうそれだけで情感たっぷり、といった感じになります。それは演歌に限らず、ポップスやロック、ジャズ、オペラにもいえることでしょう。民謡、浪曲、詩吟、長唄、謡曲が健康に良いといわれているのも、腹式呼吸によってしっかり声を出すからです。

※14◆構音　口から言葉を出すときにその要素である音を発すること

○健康カラオケが習慣になると風邪をひかなくなる

風邪のウイルスが人間の体内に侵入すると、どこからか免疫機能をつかさどるリンパの戦士が集まってきてやっつけてしまいます。まれにリンパ戦士が風邪のウイルスに負けてしまうと風邪をひくことになります。風邪は放っておいても数日で治るものだと気にしない人がいますが、「たかが風邪、されど風邪」で重い病気に発展することも珍しくありません。

健康カラオケは、その風邪を防ぐことにも大きな力を発揮します。「演歌を歌いはじめてから風邪をひかなくなった」「風邪をひいても軽くすむようになった」という人が大勢います。

これは、しっかりと腹式呼吸をして大きな声で元気いっぱいを歌うことで、体内に新鮮な酸素を十分に取り込むことができるからです。また、気道粘膜の繊毛運動がよくなり、血液の流れとリンパの流れがよくなるためだと思われます。

そのうえ、楽しく歌うことで「いい気分、ハイな気分」になると、幸福ホルモンがどんどん分泌され、免疫機能が高まるので風邪のウイルスに負けない体になります。老廃物がスムーズに排出されて肌の調子も良くなります。

○笑う門に「健康」来る！

笑えば笑うほど心も体も健康になります。笑いの健康効果として第一に挙げられるのはストレス発散効果です。「ワッハッハー」と心の底から笑えば、気分がスッキリして心も晴れやかになります。

ストレスがたまることで免疫力が低下することはとくに重要な問題です。風邪などはもちろん、ガンや心臓病といった疾患を発症させる引き金にもなりかねません。

大いに笑ってストレスを吹き飛ばせば、免疫力がアップしますし、血圧も下がります。それによってさまざまな病気の発症を抑えることができると考えられます。

さらに、笑いにはガン細胞の発生を抑制するNK（ナチュラルキラー）細胞を活性化する働きが認められています。たとえガンになっても、抗ガン剤の治療効果を高めるといった働きも期待できます。

笑うことで顔の表情筋が鍛えられて、しわが目立たなくなるといった美肌効果も期待できます。

さらに、笑うことで脳が適度に刺激されると幸福ホルモンの分泌が促進されます。「笑う↓幸福ホルモンの分泌↓気分が良くなる↓また笑う」といった具合に循環が生まれます。

東洋医学的に見ても笑いの効能は見逃せません。〝病は気から〟と言いますが、笑いは病のもととなる悪い気も変えてくれます。

このように、笑いは心と体を健康にしてくれます。1日1回くらいは「ワッハッハ」と心から大いに笑ってください。笑顔は周りを明るくして好感を与え、コミュニケーションを豊かにします。

コラム

十数年前から無熱性肺炎の危険性を警告

日本では近年、肺炎による死亡率が高くなってきています。とくに高齢になるほど死亡原因の率が高まります。

肺炎は肺に細菌や微生物が入り込んで炎症を起こす疾患です。症状としては、咳が続く、38度以上の高熱が出る、胸が痛む、食欲不振になる、倦怠感がある、悪寒がする、息切れするといった身体の異常を伴います。

ところが、高齢者の肺炎にはこうした症状が少ないのです。たとえば咳が出ていても、熱がさほど出ていないので肺炎とは考えず、医師の診断も受けないまま過ごしてしまいます。気づいたときは手遅れになってしまうことも多いのです。このような肺炎を無熱性肺炎といいます。

咳があるけれど熱は下がったので大丈夫だろうとそのままにしてしまうことがあります。ところが検査してみると、肺炎が発見されないままであったり、肺ガンであったりします。

私は十数年前に、日本アレルギー学会のシンポジウムで、咳の症状が長引く場合は無熱性肺炎の可能性も疑うべきだと警鐘を鳴らしました。小児科の先生からは「あり得ますね」という反応がありましたが、「何それ?」といった反応もけっこうありました。

その後、呼吸器系の医療では、3週間以上咳が続いた場合は肺炎の鑑別診断や治療の必要性が認識されるようになりましたが、当時は無熱性肺炎に対する認識がなかったため、吸入ステロイド薬を処方するだけで終わることが多かったのです。

軽い肺炎でも長引くと肺炎球菌などの菌に感染（二次感染）して重症化すると死に至ることもあります。無熱性肺炎に対する認識がもっと早く広がっていれば、今ほど肺炎による死亡率が高まることはなかったはずです。私も、もっと強く主張していれば良かったと思うと、残念でなりません。

たかが咳くらいと考えず、咳が続くようだと思ったら、たとえ熱が上がっていなくても早期に受診して検査を受けてください。

健康karte

7

酸素力が健康を高める

○〝元気〟の秘訣は酸素にあった

人間の体は約60兆個という膨大な数の細胞によって出来ていて、その一つひとつの細胞は常に血液によって届けられる酸素によって活性化します。酸素は生命の源なのです。

地球の大気には、酸素が20・9％も含まれています。宇宙の中で酸素がこんなに豊富にある地球は〝奇跡の惑星〟といわれています。そこには、酸素をエネルギー源とする微生物や動植物が無数に存在し、私たち人間も酸素を利用して生きています。とくに体の中で酸素の消費量が多いのは脳で、全体の25％です。

酸素は肺呼吸を通して体に取り込まれますが、最近の研究ではそれ以外に小腸の粘膜からも酸素が吸収されることがわかってきました。「酸素水」で小腸から酸素を補うことも可能なのです。

ところが、私たちを取り巻く環境は大気汚染、閉塞した空間、人口の密集、電磁波の影響などで体に酸素を供給するのを難しくしています。とくに都市部ほど酸素補給のための環境が悪化しています。

メタボリック症候群、肥満、眠気、イライラ……こうした症状にも大なり小なり酸素不足が関わっています。心身のストレスが蓄積してくると血行が悪くなり、血流に乗って運ばれる酸素が減少します。根をつめて仕事や勉強に集中しているとバテるのは、呼吸が浅くなって体が酸欠になるからです。

入浴して体を温める、マッサージで筋肉をほぐす、ジョギングやエアロビクスで体を動かす、カラオケで歌うといった健康法が体にいいのは、血流を盛んにして細胞に酸素をスムーズに行き渡らせるからです。

わずかな酸素不足でも私たちの体は深刻なダメージを受けますから、酸素不足にならないよう常に効率よく酸素を摂取する知恵を身につけることが必要です。

○呼吸法をマスターしましょう

呼吸は、空気を吐いて吸うという本能的な体の反応です。ですから、ことさら呼吸の仕方を知らなくても困ることはありません。にもかかわらず古くから「呼吸法」が伝わっているのは、呼吸の仕方が心身に多大な影響を及ぼすからにほかなりません。

剣道や柔道といった武道で勝負を決めるのは呼吸であるといわれます。座禅で瞑想に入るときは、「数息観」という腹式呼吸で意識を沈めます。体をゆっくり動かしながら心身を整える太極拳も腹式呼吸を行ないます。インド伝来のヨーガには、激しく息を出し入れする「火の呼吸」といわれるものや、クンパカという息をしばらく止めるものなど、じつに多くの呼吸法が伝えられています。

呼吸は、血流や血圧、体温、自律神経などを左右するとともに、心理面にも多大な影響を及ぼします。ですから上手な呼吸法をマスターすることは、健康な生き方をするためにとても強い味方になるのです。

私は、手軽にできて効果の高い呼吸法として「3分間呼吸体操」を提唱しています。3

分間でできる運動と呼吸を兼ねた健康法です。

〈3分間呼吸体操〉

まずリラックスして両手をゆっくり上にあげながら、肺の中に残っている残気をゆっくりと十分に吐き、それから新しい空気を思いっきり吸い込みます。3秒吸って9秒吐くのが基本です。

これに手の動きを合わせると、もっと効果的です。息を吐きながら手を下げていきます。そして手を下ろしきったところで息を吐ききります。このとき、手が温かくなるのを感じるでしょう。

次に、背を伸ばして手を上に伸ばしながら息を吸い込みます。

呼吸の仕方を次のように変化させて行なってもいいでしょう。

①鼻から3秒で吸って、9秒で口から吐く
②鼻から3秒で吸って、9秒で鼻と口から吐く
③鼻から3秒で吸って、9秒で鼻から吐く

吸うときは必ず鼻から行ないます。吐くときは、①のように口から吐くと、小腸や横隔

膜などの筋肉を刺激し、腹式呼吸がしやすくなります。③のように鼻から吐くと、胸部や腹部を刺激します。

1日に3分間呼吸体操を行なう回数は、はじめは1回でもいいですが、慣れてきたら回数を増やしていきます。朝起きたときと寝る前に行なうとか、日中、時間の合間に行なうなど工夫してみてください。

コラム 病気を防ぐ生活習慣14カ条

①1日1、2分の運動をする

運動には新陳代謝、血液循環、排泄の促進、神経バランスとホルモンバランスの調整、筋肉と腱の強化、丈夫な骨づくりなど、たくさんの効果があります。メタボリック症候群の予防にもなる運動は、激しいものを避けて手軽にどこでもできるものを毎日継続して行なうほうが、健康には効果的です。

②布団の中で手足を刺激する

目が覚めて布団を抜け出す前に手と手、足と足をしばらくこすり合わせます。手足のマッサージで交感神経が徐々に目覚めます。

睡眠中の体は休息型の副交感神経によって支配されていますので、急に起き上がるとあわてた交感神経が急激に血圧を上昇させ、心臓などに余分な負担をかけることになります。高齢になると夜中や朝方、トイレに何度も行くようになりますが、トイレで倒れたりするケースのほとんどが心臓や脳血管の病気です。

③起床後は、ゆったりとした体操で体をほぐす

まだ半分眠っている体に喝を入れるために簡単な体操をします。最初は手をギュッと握っては開き、足に力を込めては緩める手足の運動をし、次に伸びや前屈、腰の回転などの運動をします。これで行動型の体に戻ってきて、頭もすっきりし、爽快な気分で1日をスタートできます。

④朝の歯磨きの後、コップ1杯の水を飲む

目覚めた直後は胃も動いていませんから水を飲むことからはじめます。朝飲む新鮮な水は一晩胃の中にあった古い胃液を洗ってくれるばかりでなく、胃に刺激を与えて食欲を増進してくれます。また、胃が刺激されると大腸の運動が活発になり、排便がスムーズになります。起きがけの1杯の水が、快食快便へと導いてくれるのです。

ただし、〝朝つば〟は必ずうがいや歯磨きでしっかり除去してから、飲み食いしてください。

⑤1日のどこかに神経を集中する時間をつくる

健康維持には体のケアと同時に心のケアも大切です。1日のうち10分でも20分でも心を静め、精神力を養う時間をもちたいものです。ストレスを癒し、現代人が陥りがちな心身のアンバランスを解消するのに役立ちます。

⑥足に合った靴を選ぶ

靴に注意を向ける医師は少ないので、あえて挙げておきます。自分の足に合わない靴を履いていると、歩く姿勢が悪くなり、脊髄のバランスが崩れて腰痛などを起こす原因になります。

とくに女性は、ハイヒールのような先のとがった靴を履くことが多いので、足の親指が歪んでしまう外反母趾にも注意してください。

⑦朝晩、足の指圧マッサージをする

朝晩、足を丹念にマッサージして血行を良くしてください。老化は足から始まるからです。

足を丹念にマッサージすると新陳代謝が促され、細胞の老化を防いでくれます。また、足裏には全身のツボが密集しているので丁寧にマッサージしましょう。足の指に手をからめて、握手した形で足首をグルグルとゆっくり回すと効果的です。

⑧風呂には毎日入る

過労、不摂生、睡眠不足、風邪、ストレス、不潔は健康を害する6大原因です。不潔は、自分でつくりだすものと、環境からくるものがあります。1日を過ごした体には病気のもとになる菌が無数についています。それらを洗い流すと同時に、入浴して体を温めると血行がよくなり、新陳代謝が活発になります。

ゆったりお湯に浸かれば、交感神経が緩みますから、心身の緊張がほぐれてストレス解消にも役立ちます。入浴の最後に冷たい水を足にかけると、自律神経が刺激されてバランスが整います。

⑨目・耳・鼻・歯を擁護する

目・耳・鼻・歯の健康は、どちらかというと軽くみられがちです。内臓の健康には気を配る人も、あまり注意を向けません。しかし、ものが見えづらくなる、耳鳴りがする、虫歯や歯周病が増えてくるなどは老化のサインです。目・耳・鼻・歯の衛生には気をつけ、早めに検査を受けましょう。

⑩たくさんの友人をもち、趣味をつくる

人生の楽しみや喜びは、心を活性化し脳細胞を活発に働かせることで得られます。歳とともに脳細胞が減少していくことはしかたありませんが、脳は使えば使うほど脳細胞の神経伝達物質であるアセチルコリンが活性化して、老化によるボケを防止してくれます。

アメリカのカリフォルニア大学の調査では「孤独な生活を送る人」の死亡率は「社交的な生活を送る人」の3倍も高いことがわかっています。人間は友人を必要とする動物です。趣味は人を社交的にし、友人を増やすのに役立ちます。

⑪夜は必ず歯を磨き、うがいを忘れない

生命を養う食べ物の消化吸収は歯からスタートします。歯が悪くなると胃に負担がかかり、スムーズな消化吸収が行なえません。また、悪い歯をカバーしながら噛んでいると筋肉や骨のバランスが崩れ、体全体に影響が出てくることもわかっています。

健康な歯でないと食べる楽しみも半減します。そのためにも歯磨きは欠かせません。歯医者さんで自分の歯にあった正しい歯磨き法を教えてもらうとよいでしょう。

うがいも口を清潔に保つために忘れずに行なってください。うがいには、喉のうがいと歯茎のうがいの2種類があります。食後のうがいは嚥下性肺炎の予防にもつながりますし、睡眠前のうがいは口中の雑菌を減らすことにもつながります。もちろん、風邪の予防にもなります。

⑫夕食は腹八分。就寝3時間前までに食べましょう

夜の食事は就寝3時間前までに食べて、それ以降は食べないようにしましょう。寝ているときに胃底部に食べものが溜まっていると、炎症のもとになります。胃底部は刺激による炎症がもっとも起こりやすいところで、胃ガンが発生しやすいところです。

⑬7〜8時間の睡眠をとる

現代人は仕事や勉強などで睡眠時間を削ってしまいがちです。「眠っている時間がもったいない」と言う人がいますが、眠りは決して無駄な時間ではありません。たとえば、昼間の高い血圧で傷ついた血管は、眠っている間に修理・補強されます。眠りは最高の疲労回復剤なのです。

疲れは細胞の老廃物で体液を酸性化し、細胞の活力を失わせます。眠りという疲労回復剤でその日の老廃物を処理しておくことができるのです。眠りには心の傷を癒すという精神衛生上、大切な役割も果たしています。

ですから、睡眠不足になると生体リズムが狂い出すので、しっかり睡眠をとるように習慣づけましょう。

⑭運動している人は健康で長生きする

私が「最近、体を動かしていますか?」と診察室で声をかけるのは、たいてい高血圧や糖尿病の患者さんです。血圧が安定しない、血糖のコントロールがなかなかうまくできない人は、積極的に運動をする習慣がない人に多いからです。

運動と寿命の関係を次の3つのグループ(A:大学のスポーツクラブ出身で、その後もなにか運動を続けている　B:大学で医学を学び、健康について詳しい知識はあるが運動はしていない　C:運動しない一般の人)に分けて調べた興味深い調査があります。追跡調査の結果は、50~70歳、70歳以上のどちらでもAのグループがいちばん長生きでした。この結果は、健康維持と長生きには運動が欠かせないことを裏づけています。健康寿命には毎日の運動が欠かせないのです。

健康karte
8
年を取るほど適度な運動が大切

○人間は本来、動き回る生きものである

初期の頃の宇宙飛行士が、宇宙に長く滞在して筋肉が萎縮してしまう〈廃用症候群〉で、いわゆる骨粗鬆症になりました。その後宇宙では「筋トレ」が常識となり、そのようなことはなくなりましたが、〈廃用症候群〉は私たちにも起こりうることです。寝たきりの患者さんの筋肉はどんどん萎縮し、足は細くなっていきます。関節も硬直して自由に動かなくなります。循環系、呼吸系から、さらには神経系まで、必要性が薄れるにしたがって働きが鈍り、新陳代謝も衰えてくるのです。

動物とは、文字通り〝動き回る生きもの〟です。人間も動物の仲間ですから動き回ること

が大切です。人間の歴史のほとんどは、生きるために否応なく体を動かしていました。そのころは、肥満や糖尿病、動脈硬化などはなかったでしょう。それが現代社会では、極端にいえばほとんど体を動かさなくても生きていくことができます。長い時間机に向かったままだったり、テレビやコンピュータの前に座りっぱなしという人が増えています。

出かけてもすぐに車や電車に乗ってしまうので、歩く距離はだんだん短くなっています。本来は〝動き回る生きもの〟であるはずなのに、すっかり忘れてしまったかのようです。それがメタボリック症候群などの病気を招き寄せる要因になっています。

否応なく体を動かす必然性が少なくなった現代人が、あえて体を動かすには、運動を楽しむことです。それと同時に、健康を意識して体を動かすことです。たとえば、ファッションモデルが美しい歩き方ができるのは常に体を意識しているからです。バレリーナが軽やかに踊ることができるのも自分の体の動きをイメージしているからです。

それと同じく、健康を意識して体を動かすことで、健康効果が何十倍にもなると思います。脳と随意神経系と自律神経は深く関わっていて、体を意識して動かすと脳内ホルモンが分泌され、自律神経のバランスが良くなります。免疫力や自然治癒力が高まり、病気にもなりにくい体質になります。

○体を動かせる幸せを噛みしめる

病気になって体を動かせなくなったとき、初めて体が動くことのありがたさを実感する人が多いでしょう。しかし、そのときはもう手遅れということも多いのです。そうならないように、体が動くことの幸せを噛みしめながら、健康にいい運動をするよう心がけてほしいのです。全身に再クリックAMPが増えます。

ここで、運動による健康効果を整理しておくことにします。

①**肥満を解消する**　血液中の血糖が消費され、体脂肪がエネルギー源として使用されるので、肥満の予防と解消ができます。

②**心臓を強化する**　骨格筋が太くなり、心臓を動かす心筋も鍛えられます。

③**肺を強化する**　肺の周りにある呼吸筋が鍛えられ、肺活量が増えます。

④**動脈硬化を予防する**　血流が強くなり、血管が掃除されます。安静時脈拍の1・5倍くらいの運動が適度で、心臓の冠動脈に流れ込む血液量がいちばん多くなります。

⑤**糖尿病の予防と治療に効果がある**　糖をエネルギーに変えるので、体内の余分な糖分が

減少します。インスリンをつくるβ細胞の疲れも癒されます。

⑥血圧を低下させる　血管が拡張して血圧が下がり、運動後は血圧が安定します。

⑦貧血を改善する　骨髄の造血作用を増大させるので貧血が改善されます。

⑧ストレスを解消する　筋肉を動かすと交感神経の緊張が解放され、自律神経のバランスが回復します。

運動をするとき注意してほしいことがあります。それは、その人の体力や健康状態に合った無理のない適度な運動を心がけることです。

なお、「健康ｋａｒｔｅ８」で取り上げる運動や筋力についての内容をさらに詳しく知るには、私がこれまでに著した『60歳からはじめる寝たきりにならない超簡単筋力づくり』『寝たきりにならないテレビ観ながらゴロ寝しながら無理なく筋力づくり』『つまずく・転ぶで寝たきりにならない体幹筋づくり』『60歳からの筋力づくり　体にホントにいいのはどっち?』（すべてコスモ21刊）を参照してください。

○筋力アップが老化を防ぐ

筋肉量の減少と筋力の低下はほとんど一致します。筋肉の単位断面積あたりの筋力は、何歳になってもほとんど差がありません。ですから、加齢による筋力の低下は筋肉量の減少によるもので、筋肉量を増やせば筋力は低下しません。

筋肉に新陳代謝を活発にする力があることはよく知られていますが、それによって体内の有害な老廃物が消えたり排出されたりして細胞がきれいになり、体が若返ります。気力も充実してきて物事に意欲的、積極的になり、さらに運動量が増えるので、ますます若返ります。

筋肉量を増やすには軽い運動で十分です。一般に運動というと、野球やサッカー、ゴルフなどを思い浮かべますが、健康のための運動はそれとは別のものであると言ってよいでしょう。とくに高齢期における運動は自宅のリビングでできる程度のもので十分なのです。

私は、高齢者にはベッドの上でできるような運動をすすめています。そのひとつとして「ゴキブリ体操」と「腹這い体操」がぴったりです。具体的なやり方は、後ほど紹介します。

いずれにしても、競技スポーツから見れば運動しているとは言えないような楽な運動、軽い運動でも筋肉量を増やし骨量も増やす効果があるばかりでなく、成長ホルモンを増やす効果もあることがわかっています。

体の老化は成長ホルモンの減少をきっかけに始まりますが、成長ホルモンの分泌が増えると、肌がつやつやして外見が若返るだけでなく、内臓器官も活性化するので体の中からの若返りも期待できます。

ところで筋肉というと、体のさまざまな部分を動かすためのものと思われがちですが、それは筋肉の中でも骨格筋を指しています。筋肉はおおまかに骨格筋と平滑筋、心筋の3種類に分類されますが、骨格筋は主に関節を動かして体を動かす筋肉で、自分の意志で動かせる随意筋です。平滑筋は主に内臓に張り巡らされている筋肉で、自分の意志とは関係なく働き続ける不随意筋です。心筋は心臓を動かすための筋肉で、不随意筋の仲間です。

骨格筋は、関節を介して接続している異なる骨にそれぞれ接続しています。この筋肉は収縮性のある筋繊維（筋細胞）を束ねた筋束の集まりです。関節における役割の違いから、大きく屈筋と伸筋に分かれます。たとえば肘関節ならば、肘を曲げる働きをする上腕二頭筋は屈筋で、肘を伸ばす働きをする上腕三頭筋は伸筋です。

骨格筋は私たちの意志で動かせる随意筋ですから、日頃から体を動かそう、運動しようという意志が働けば、動く機会が増えます。そうして動かすことが筋力の維持、増強につながります。私たちの意識次第で強くも弱くもなる筋肉なのです。

○体の状態に合わせたスクワットを選ぶ

〈手軽に足腰の筋肉を増やすスクワット〉

骨格筋の7割は足腰に集中しています。〝老化は足腰から〟と言われるのはそのためで、足腰を中心に鍛えることが筋肉量を効果的に増やすポイントです。

足腰の筋肉量を増やす運動でもっともよく知られているのはスクワットです。スクワットはとても簡単な運動ですが、意外に奥が深く、その人の筋肉量や体力に合わせて手軽に取り組むことができます。

その流れは次のようになります。

①両足を肩幅に開き、背筋を伸ばしてまっすぐに立つ。足先は少し外に開く。

②右膝を右足の親指方向、左膝を左足の親指方向に向けて、太ももが地面と平行になるまで（水平になるまで）膝を曲げる。くり返す回数は、最初の頃は10回を1セットとして2セット行ない、慣れてきても1日に50回くらいで十分。

③膝が痛い人は椅子を用意して腰掛け、その状態から立ち上がる。膝を曲げるときは、ゆっくり膝を曲げて椅子に腰かける。この動作を繰り返す。

④このような動きがつらいときは、椅子の後ろに立って椅子の背もたれにつかまりながら行なう。

〈短時間で手軽に行なえる「骨盤スクワット」〉

足腰の筋肉を増強するとともに、肥満も解消したいという人は骨盤スクワットに挑戦しましょう。手軽にできる運動で、2〜3カ月で数キロ体重が落ちた女性もいます。

やり方は、最初に両足を肩幅に広げて背筋を伸ばしてまっすぐに立ち、つま先はできるだけ外側に向けて、いわゆる「がに股」になります。

その姿勢のまま45秒ほどかけてゆっくり腰を落としていきます。通常のスクワットはお尻が地面と平行になるまでですが、お尻を落とすほど深く曲げるほど太ももに負荷がかかることになるので、最初は無理をしない程度にしておいて、慣れる（筋肉が増強される）にしたがい深く曲げるようにしていきましょう。

お尻を落とした後は、15秒ほどかけて腰を元の位置に戻します。45秒かけて腰を落とし、15秒かけて戻す（合計60秒）。これをくり返します。

骨盤スクワットには、「足幅は肩幅、つま先は内股」で、お尻を突き出さないように15秒かけて上半身をお辞儀をするように前に倒すという方法もあります。15秒かけて背中を丸めないように前に倒した後は、15秒かけて体をもとの位置に戻します。

○とっても簡単に膝の筋肉を鍛える「踵持ちあげ運動」

人が歩くとき、膝には体重の2～3倍の負荷がかかります。5キロ体重が増えると膝への負荷は15キロも増えることになります。そのため少しの肥満、運動不足が膝には大きな負担になります。

膝のまわりの筋肉など鍛えようがないと思っている人が少なくないのですが、じつはとても簡単に鍛えることができます。膝の屈伸運動は膝の筋肉を鍛える有効な方法ですが、それよりもっと簡単に膝の筋肉を鍛えられるのが「踵持ちあげ運動」です。次のように行ないます。

①床や畳、ストレッチマットなどの上に座り、両足をまっすぐに伸ばす。このとき、つま先は上に向けて立てておく。
②右足の踵を左足のつま先と同じ高さになるところまでまっすぐ上げて、5秒ほどそのまま止めてからゆっくり下ろす。
③次は左足の踵を右足のつま先の高さになるところまでまっすぐ上げ、5秒ほどそのままにしてからゆっくり下ろす。
④このくり返しを20回ほど行なう。

○「ゴキブリ体操」と「腹這い体操」で若返る

・「ゴキブリ体操」

丈夫な血管をつくるには筋肉を萎縮させないことが大事です。筋肉がしっかりしている

ゴキブリ体操

ゴキブリがひっくり返り、慌てて手足をもぞもぞ動かしているイメージ。体に負担をかけずにインナーマッスルを効果的に鍛えることができます。

1 床とかベッドに仰向けに寝転がる。

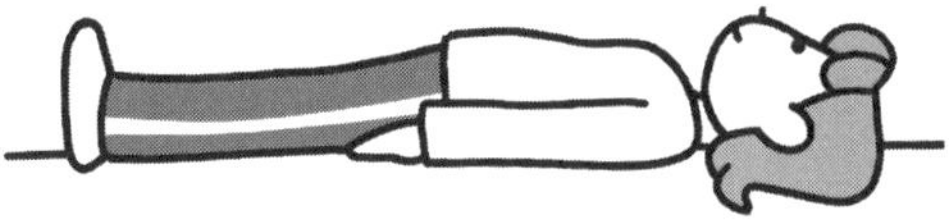

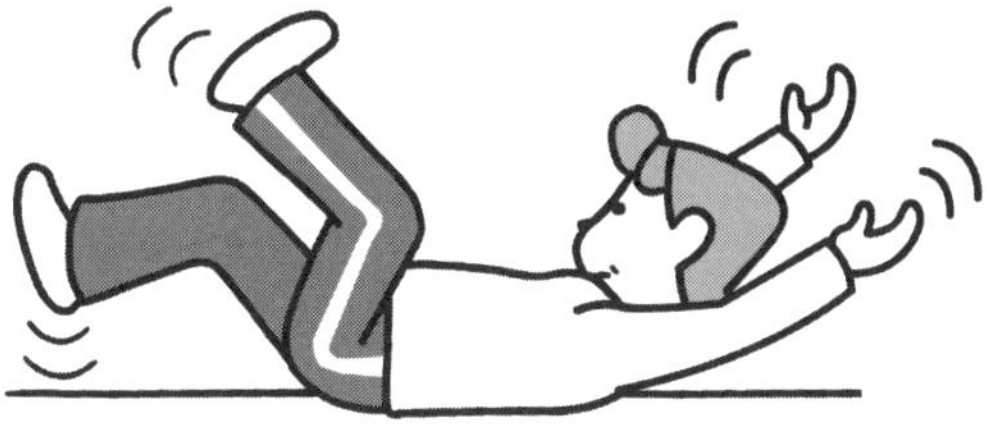

2 両足を上げ、交互に回転させる。自転車をこぐように動かすとやりやすい。同時に、両手は頭の上に持っていき、阿波踊りをするように動かす。

3 足と手を同時に動かすのが難しいと感じたら、まず足を動かすことに集中する。足がだるくなってきたところで、次は手を動かすことに集中する。　手がだるくなったら、また足を動かすことに集中する。そうして足と手それぞれを10回くらいずつ動かす。

ポイント

可能なら頭を少し持ち上げて行なうとより筋肉が鍛えられます。

人は血管も若々しく、長生きできます。それで筋肉を鍛える体操の指導をすると、効果が出る前に腰を痛めたり、血圧が上がったりする人がいます。

そこで考案したのが「ゴキブリ体操」です。仰向けに寝て両手、両足を上げ、プルプル動かすだけの簡単な体操です。これだけでも手足の筋肉が鍛えられ、頭を少し上げるとお腹の深部の筋肉がしっかりするようになり、血流がより促進されます。手足の動く方向はばらばらでも構いません。同時に手足を動かせない人は、動かせる部分だけでもいいでしょう。

この体操に細かいルールはありません。1、2分でもいいので体力に応じてやるだけでいいのです。

・「腹這い体操」

ベッドの上で腹這いになり、両手は頭の両わきに当てた状態にします。まず腰を左右に揺らします。次に水泳のクロールで両脚をパタパタさせ、両腕で水をかくようにします。

この体操は背骨の両側の大腰筋を強化しますし、太股や膝の筋肉も強化します。また、ベッドと接している腹部を刺激して内臓を活性化します。

これらの体操は誰でも簡単に楽しく続けることができます。ゴキブリ体操で筋肉を鍛えると、血管が丈夫になって血流が良くなり、さまざまな病気の予防に役立ちます。そして続けるうちに、血圧やコレステロール、中性脂肪などの数値が改善するという例が後を絶ちません。丈夫な血管と若々しい体をつくるために効果的な体操です。

高血糖になると血管中に増えるヘモグロビンA1cなどのゴミタンパクを燃やして減らしてくれるのが筋肉です。筋肉を動かすと糖が酸素と反応してATP（アデノシン三リン酸）というエネルギーがつくられるのですが、ゴミタンパクはその材料として消費されます。筋肉を動かしてATPがつくられると、同時に「サイクリックAMP」という、血管の若返りや老化予防に重要な働きをする物質も産生されます。

サイクリックAMPは、全身の細胞の原動力となる物質で、とくに血管を拡張したり、血小板（血液成分の一つで血液を固める働きがある）の凝集を抑制したり、血液を固まりにくくする作用があります。

したがって、サイクリックAMPが増えると、動脈硬化や脳梗塞や心筋梗塞の予防が期待できます。また、サイクリックAMPには傷んだ細胞膜を修復する作用もあり、血管の内側の細胞を健全な状態に保ちます。

このように、筋肉を動かすことはとても大切です。とくに「ゴキブリ体操」と「腹這い体操」は誰にでも簡単にできるので、誰でも血管を丈夫にし、血流をよくするのに役立ちます。

○注目されるサイクリックAMP

サイクリックAMPについてもう少しお話しします。最近の研究で、脂肪分解酵素を活性化させる細胞内の物質として関心がますます高まっています。先述したように運動して筋肉を動かすと産生されますが、この物質が増加すると、体内に蓄積された栄養分がエネルギーとして消費されやすくなり、全身の細胞が活性化されます。さらに、すい臓のβ細胞の活性も高めるので、インスリンの分泌が増えて血糖値を抑えます。

サイクリックAMPは薬物によっても増やすことができます。糖尿病新薬DPP-4阻害剤も、インスリンの分泌を促進して血糖値の高まりを抑えると同時に、全身の細胞のサイクリックAMPが増えるきっかけになります。

温熱療法や電気治療による理学療法「電気理学療法」によっても増やすことができます。

じつは、私が医学博士号を取得したときの研究テーマは「サイクリックAMPと体細胞」でした。私の研究では、電気治療による理学療法（電気理学療法）によって気道粘膜の繊毛細胞が活性化し、繊毛運動がさかんになることが判明しました。それは、電気刺激によって体にサイクリックAMPが増加したためです。医療機器によって筋肉が運動する状態をつくると、体内のサイクリックAMPが増加し、気道以外にも臓器や筋肉、骨格などの細胞が活性化することが明らかになりました。

これは、30年ほど前の喘息治療の研究で得られた結論でした。気管支の繊毛が活発に動けば気道の状態は良くなり、喘息の改善も期待できます。喘息の特効薬とも言うべきサイクリックAMPが電気刺激によっても得られることを研究論文で明らかにしたのです。ステロイド薬剤の投与によってもサイクリックAMPが増加することはわかりましたが、電気刺激による増加量はそれより多かったのです。

私のクリニックでは健康を維持するための施設をいろいろ併設していますが、治療に訪れた患者さんがリハビリセンターに寄り、電気理学療法を実践される方が多くいます。なかには、病気が軽快しても理学療法だけに通われる方もおられます。

当院の理学療法施設は、私の研究の一部分を実用化したものですが、電気刺激によってサイクリックＡＭＰを増やす療法は、副作用なく多くの改善効果をもたらしてくれています。

○「筋肉コルセット」で腰を守る

「ゴキブリ体操」を考案した後、その進化系として「ゴキブリサンバ」を考案しました。へそ踊りにサンバのリズムを加えることによって、腸間膜を揺らすことができるようにしました。腸間膜は空腸と回腸を腹部の後方から支える貯脂肪の腹膜であり、これを揺らすことで腸間膜にたまった油脂を減らすことができ、体全体の代謝を高めることができます。

ゴキブリ体操とゴキブリサンバは主にインナーマッスル[※15]をつくりますが、さらにもう一つ考案した「ブルース・リー運動」はアウターマッスル[※16]をつくる運動です。これらの運動で筋肉をしっかり守ることができるので、私はこれを「筋肉コルセット」と名づけています。とくに腹の周囲の筋肉量を増やすことで筋肉コルセットとなり、腰痛などを寄せ付けない体づくりの助けになります。

「ブルース・リー運動」のやり方については、拙著『60歳からはじめる寝たきりにならない超簡単筋力づくり』を参考にしてください。

※15◈インナーマッスル　体の奥にある筋肉の総称。主に姿勢を細かく調節したり、関節の位置を正常に保ったりする。

※16◈アウターマッスル　三角筋や大胸筋など目で確認することができる筋肉、体の表面に近い部分にある。

○短時間で手軽にふくらはぎの筋肉をつける「つま先立ち」

ふくらはぎの筋肉が衰えると足首をサポートする力が弱まり、アキレス腱の負担が大きくなります。アキレス腱は、ふくらはぎの筋肉（腓腹筋とひらめ筋からなる）である下腿三頭筋と踵骨とを結ぶ腱で、体の中でもっとも強大な腱です。ふくらはぎの筋肉を増強することはアキレス腱を守るとともに、偏平足にならないようにするのにも役立ちます。

空手などの武道では、足の親指のつけ根の母趾球を重視し、母趾球に重心を置いて大地をつかむようにしなさいと教えます。ところが、現代人の立ち姿や歩行は、重心がだんだん踵よりになって不安定になっています。街を歩いている人を見ていると踵を引きずるように歩いている人が多く見られます。これは重心が母趾球から踵の方に移って、武道で言う「地からの抗力」をつかむことができない状態です。これでは、素早い進退、体勢の転換ができないばかりか、歩行が不安定で怪我をしやすく、アキレス腱、足首、膝、腰を痛めやすくなります。

足腰の筋肉量を増やす運動は、ふくらはぎの筋肉を増やすことにもなりますが、ふくらはぎの筋肉を短時間で手軽に鍛えたいときは「つま先立ち」がおすすめです。

○床に膝をつけて行なう「腕立て伏せ」

両手、両膝を床についた状態、いわゆる四つん這いで行なう「腕立て伏せ」だと、体に負担をかけず筋力づくりができます。

もちろん、両脚を伸ばし両手をついて行なうのが普通ですし、そのほうが筋力づくりの効果が高いと思いますが、腰を痛めやすい（とくに背中を反らせたりすると腰を痛める）ので、高齢者の場合は膝をついて行なうようアドバイスしています。

①両手、両膝を床につけた姿勢で、両手を肩幅に開く。
②両膝はそのままで、両ひじを曲げて上半身を下げる。

③元の姿勢に戻る。最初はこれを10回セットで行ない、慣れてきたら2セット、3セットと増やしていき5セットくらいまで増やしていく。
④物足りなくなったならば、膝を浮かせお尻を上げて三角形を作るような姿勢で（背中を反らせることの反対）で腕立て伏せを行なう。

○血流が良くなる「コツコツ骨たたき運動」

健康を維持するための運動は、自宅のリビングでできる程度のもので十分です。それでも十分、効果を得ることができます。

運動をするときの主なエネルギー源は糖と脂肪です。この二つは運動の強度によって使われる比率が違ってきます。激しい運動を行なうときは糖が多く使われ、軽い運動のときは脂肪が多く使われます。脂肪を燃やしてやせるためには、軽い運動が良いと言われるのはこのためです。

骨は、強い刺激を与えるとカルシウムが抜けるなどのダメージを受けますが、軽い負荷を与えると骨をつくる細胞が刺激され、血流も上昇します。骨の組織には毛細血管が豊富で、血流が良くなればそれによってカルシウム吸収が良くなり、骨の生成が促進されて骨が丈夫になります。

骨内の毛細血管における血流を良くするために私が考案したのが「コツコツ骨たたき運動」です。わずかな時間であってもコツコツたたくことによって骨量の増加効果が得られます。

やり方を紹介しましょう。とても簡単です。

イスに座るか仰向けに寝た状態で、肩・腕・胸・腰・足を、握った拳で小刻みに軽くたたいていくだけです。体の右側は左手のこぶしでたたき、左側は右手のこぶしでたたきます。まず右肩を5回たたき、次に左肩を5回たたきます。次は腕、胸、腰というように順にたたいていきます。各所を5回ずつたたくのを1セットとし、1度に6セットほど行なうといいでしょう。

注意点は力を入れずに軽くトントンとたたくことです。骨を強くたたきすぎると、骨に含まれたカルシウムが血液中に溶け出して、かえって骨が弱くなることがあります。太ももや腰など筋肉の下のある骨をたたくときは少し強めでもかまいませんが、軽くたたくことが基本と心得てください。

「コツコツ骨たたき運動」を重点的に行なってほしい部位があります。それは、前腕（前腕骨）と太もも（大腿骨）です。とくに転倒骨折を起こしやすい部位です。骨折は高齢者が寝たきり状態になる重大原因になります。

○会ったその日から患者さんが若返っていく

病気の症状は高齢になると穏やかに進みますし、ストレスに対する抵抗力も高齢者のほうがあります。さまざまな経験をしてきて物事に動じない精神面の強さもあります。そんな高齢者に医師の立場から一つだけ注文をしたいことは「寄る年並みには勝てない」と体の不調をあきらめないでほしいということです。

病気というほどでもないちょっとした膝や腰の痛さを「寄る年並みには勝てない」とあきらめるか否かは、その後の人生を大きく左右する重大事です。私は常に「年を取るほどに若返ってください」と言っています。これは変な表現ですが、来院して会ったその日から、患者さんが若返っていくために、できるかぎりのお手伝いをしています。

それもあって、たとえば「足が段差にもつれて困る」と言って20年前に来院された患者さんが90歳近くなった今、段差も苦にせず毎日公園でお掃除のボランティアをしておられます。そんな事例がいっぱいあります。

「元気で長生き」「健康寿命をのばす」ことが私の医療の目標であり、スローガンです。

○「膝が痛い」の本当の原因

筋肉と骨は相互に影響し合いながら機能しているので、筋肉はしっかりしているのに骨は弱くなるということは基本的にはあり得ません。筋肉量が少なくなると骨も関節も弱くなります。

膝痛も同じです。筋肉と骨が弱くなり、体を動かさなくなる。しかも肥満になるとますます体を動かさなくなり、歩く量も減ります。その結果起こってくるのが変形性膝関節症です。これは膝の周囲の筋肉や太もも前側の筋肉（大腿四頭筋）の量が減り、筋力が低下して膝関節を十分に支えることができなくなった結果、起こる疾病です。

膝関節を筋肉が支えることができなくなると、骨の先端にある軟骨がこすれることによ

って すり減り、痛むようになります。「膝が痛い」という人の大半は、このような症状による痛みであり、変形性膝関節症です。60歳以上の方の4割以上が変形性膝関節症です。

つまり、変形性膝関節症は加齢ではなく運動不足が主な原因で起こってくるのです。ヒトの体の骨と骨の結合部、つまり関節部は弾力のある軟骨で覆われ、関節包という膜で包まれ、その中は関節液で満たされています。

加齢にともない関節液に含まれる潤滑油の働きをするヒアルロン酸の濃度が低下すると、軟骨同士がこすれ合って炎症を起こし痛みを引き起こします。病院で受診すると、痛み止めの薬や湿布（消炎鎮痛剤）が処方されたり、膝にヒアルロン酸の注射を受けたりします。

しかし、そうしてヒアルロン酸を補うのは、筋肉量が減少し、骨、関節が弱くなった後の対処療法であって、骨と筋肉が強くなるわけではありません。膝に負担をかけている肥満もそのままです。

変形性膝関節症は加齢にともなう自然現象ではなく、運動不足による筋肉や骨、関節の機能低下に肥満が加わって起こる現象なのです。ですから、薬だけに頼るのではなく、同時に運動をして肥満を解消するとか筋肉量を増やす、骨と関節を強くするといった取り組みも必要です。

○快い全身疲労で夜はぐっすり眠れる

加齢にともなって睡眠時間が短くなり、睡眠の質が低下してぐっすり眠れなくなるというのは本当でしょうか。年を取ってもぐっすり眠れる方もいます。それは、運動をする習慣のある人や仕事などで日中、体をよく使っている人に多いようです。たしかに、熟睡と日中の運動量には密接な関係があります。

運動による発熱作用で体温が上がり、血流が良くなり、酸素が体のすみずみにまで行き渡って新陳代謝が活発になります。それが快い疲れになることで、夜はぐっすり眠ることができます。それは高齢者になっても同じです。

日中、できるだけ体を動かす機会を増やし、軽くてもいいので運動を心がけると、睡眠の質も良くなります。

コラム

トイレは蓋をして水を流す

厚生労働省の平成23年の調査結果では、日本人の死因は多い順に悪性新生物（ガン）、心疾患、肺炎となり、肺炎が死因の第3位になっています。とくに免疫力や体力が弱くなりやすい高齢期になると、肺炎が死因になる確率はもっと高くなります。

ですから、普段から肺炎予防を心がけることがとても重要です。肺炎のほとんどは細菌やウイルスなどによる感染で発症します。こうした感染を防ぐには、うがいや手洗いをこまめに行なう、人混みに入るときはマスクを付けるなど普段から心がけることです。それだけでも、飛沫感染をある程度防ぐことはできます。

これに関連して、私がおすすめしていることがあります。それは、水洗トイレは蓋をしてから水を流すことと、小便をするときは、まず水を流し（蓋をしてあるならそのままで）、それから小便をし、最後に蓋をして水を流すことです。

なぜそこまでするかといえば、肺炎の患者さんを診察していると、たびたび尿に含まれる菌が口中で見つかります。その進入経路はトイレの可能性が高いからです。この菌は肺炎を誘因する原因になります。

誰かがトイレで小便をしたとき、そこに含まれていた菌は便器に付着したまま残ってしまうことがあります。そのままの状態で次の人がトイレに入り小便をすると、便器に残っていた菌が水と一緒に空中に飛び散り、それが口中に入ってくる。これが、診断時に発見される口中の菌の進入経路だと思われます。

蓋をしたまま水を流してから小便をし、終わったら蓋をして水を流す。これだけです。肺炎予防としてぜひ習慣にしてください。

健康karte 9

「医術は芸術」

○世界最先端の医療機器で〝漏れる現象〟を発見

私のクリニックで導入している画像診断の設備は、アメリカのGE（ゼネラル・エレクトリック）社製の世界最先端の機器です。最先端医療機器を導入することにより、新たに発見したことがたくさんありますが、特筆すべきは加齢にともなって起こる〝漏れる現象〟です。具体的には、骨からカルシウムが漏れる現象、筋肉からアミノ酸が漏れる現象、皮膚および皮下組織からコラーゲンが漏れる現象です。

カルシウムは骨にとってもっとも重要な要素です。カルシウムが漏れはじめると骨がもろくなり、いわゆる骨粗鬆症になります。これは、骨量の減少と骨の微細構造の鈍化を特徴とする骨の病気ですが、骨の中のコラーゲンが減ることも大きな原因となっています。

骨はコラーゲンがびっしり詰まることで弾力と強さを保っていますが、コラーゲンが減ったところから、繊維骨や脂肪骨に変化し、もろくなります。酷くなると、ちょっとした衝撃でも骨折してしまいます。これは、私がＭＲＩを使って研究してわかったことです。

筋肉からアミノ酸が漏れると筋肉量が減り、筋肉量が減ると血流の流れが悪くなります。血流が悪くなると脳梗塞や心筋梗塞が起こりやすくなります。

その他にも、脂肪が筋肉内に溜まる「脂肪筋」、脂肪が骨にも溜まる「脂肪骨」も発見しました。

○肥満が臓器間の栄養交通に渋滞を引き起こす

「中年太り」をほっておくと、次にやってくるのは動脈硬化、高血圧、脂質代謝異常症（高脂血症）といったメタボリック症候群ですが、まっさきに悪くなるのは腎臓です。それで、メタボリック症候群の危険分子は腎臓病を引き起こすともいわれますが、その元凶は「ミイラ細胞」であると私は考えています。ミイラ細胞が腎臓の糸球体に引っかかり、異変が起こることで腎障害が起こるのです。

レベルの高いCTスキャンやMRIで見ると、腎臓外膜と後腹膜の間にミクロ的にケバケバした毛髪様所見が認められ、そこには画像では確認できないミクロの栄養交通組織が存在している。私はそのように考えています。

腎臓は外膜と後腹膜がくっついているのが正常ですが、その間に脂肪（ファットパッド）がたまって両者が引き離されることがあります。それまで膜を通して栄養の交通があった（と私は考え「臓器間交通」と呼んでいる）のに、交通遮断が起こり「臓器間栄養交通」が途絶えてしまいます。

そのことが腎臓萎縮の原因の一つになっているのではないか。これは腎臓だけに限ったことではありません。心臓の冠動脈は周囲の脂肪層と栄養の交通をしていますし、心筋においても同じであると考えられます。さらに、大動脈も接しているほとんどすべての組織と栄養の交通をしているのではないかと考えています。

いずれにしても、脂肪を増やすと栄養の交通が渋滞し、臓器が萎縮してしまいます。何より余分な脂肪を増やさないように注意することが大事です。

○「医術は芸術なり」が目指すべき医療

近年の最先端医療機器の進化には目を見張るものがありますが、とくに医療の世界ではＭＲＩなどの画像診断が飛躍的に進んで、検査も治療も大きく変化しました。私は子どもの頃から絵が好きで、今でも医療の傍ら絵画や書道に取り組んでいます。そのなかでわかったことが「医術は芸術なり」ということです。

書を始めたきっかけは、患者さんであった松岡延子先生からのお誘いを受けたからでした。その後、東京書作展や越谷書道連盟展などの展覧会に出品しています。

絵画は、台湾の台東省立中学1年生のとき、美術教師の影響によって本格的に描きはじめました。先生はモンゴル出身の女性で、とても温厚な方でした。授業中に毎回、生徒をモデルにしてデッサンをし、それを見せてもらったものです。

私はそれに刺激されて描きはじめました。幼い頃から絵は得意で、小学1年生の夏休みの宿題で絵を描いて提出したところ、担任の先生から「大人に描いてもらっただろ」と勘違いされ、午前中、教室の後ろに立たされてしまいました。そんな思い出もありますが、長じて三耀展、長友展、さらに極美展（新極美術協会）などの美術団体展に毎年出品するようになり、あれよあれよという間に上野の東京都美術館などに展示されるまでになりました。

そのためでしょうか、画像診断に関しては「医師」としての目に「画家」や「書道家」としての目が加わり、独特の見方をしています。画像診断の分野に精通している熟練医師が見過ごしてしまったことを発見したり、気づいたりします。

医師であるとともに芸術家として活動するなかで私が探し求めてきた医療の姿が見えてきました。それをもっとも端的に示しているのが「医術は芸術なり」という考えです。その結果、たとえば画像の質へのこだわりから採算を度外視して高度な医療機器も導入しています。

○芸術的な環境に身を置く

絵画や書、音楽をはじめとする芸術に接することで、日常では得難い非日常的な体験をすることができます。それによって、精神的な満足感、幸福感を感じることができ、幸福ホルモンが分泌されます。

芸術的な環境に身を置くと、もっと美しく生きようという気持ちがあふれてきます。それは、たとえば家族や友人とのコミュニケーションにも良い影響を及ぼしますし、日常にはない新たな出会いや交友関係などももたらされます。私も貴重な出会いを数多く経験してきました。

〈書の時間〉

書道は手軽に始めることができますし、短時間で作品を完成させることも可能です。達成感を得る、集中力を養うといった効用もあります。私は故松岡延子先生や故斉藤徳治先生など多くの先生の指導を受けてきました。

書道においては〃とめ〃や〃はね〃といった筆の運びや、緩急をつけたテンポなどを瞬間的に頭の中でフル回転させるので、脳のトレーニングにもなります。

また「書く」だけでなく、お手本として書の先達（王羲之《おうぎし》、顔真卿《がんしんけい》など）の筆跡や教えの言葉、漢詩や禅語など能書家の士大夫たちを臨書でもって追体験します。このことは、筆を通してそういった人々を身近に感じられることにつながります。

このような書の体験を通して、私は自らのルーツ（祖先）に思いをはせる機会を得ました。自分の祖先、周敦頤《しゅうとんい》は、朱子学の祖である朱熹《しゅき》に決定的な影響を与えた儒学者です。このような先祖の遺伝子を受け継いでいると思うと、なるほど自分の生き方にも納得できるところがいろいろとあります。

書からはじまり先祖へ思いをはせる、はるか昔から連綿と続く家族に感謝する、改めて親に感謝する。これもまた書に接することで学んだことです。

このような書道を始めるきっかけを与えてくださった松川昌弘先生、松岡延子先生、斉藤徳治先生に心から感謝しています。

〈絵画の時間〉

〝絵を描く〟という行為を通して、通常とは異なった視点や角度からものを観ることが新たな発見につながり、それが医療の現場でも活かされています。

医療だけでなく、日常生活において新たな発見をすることは刺激的ですし、うれしいものです。スケッチだけ見ても、ふだんあまり意識しない「ものを観察する」「かたちを記憶する」という体験をすることができます。

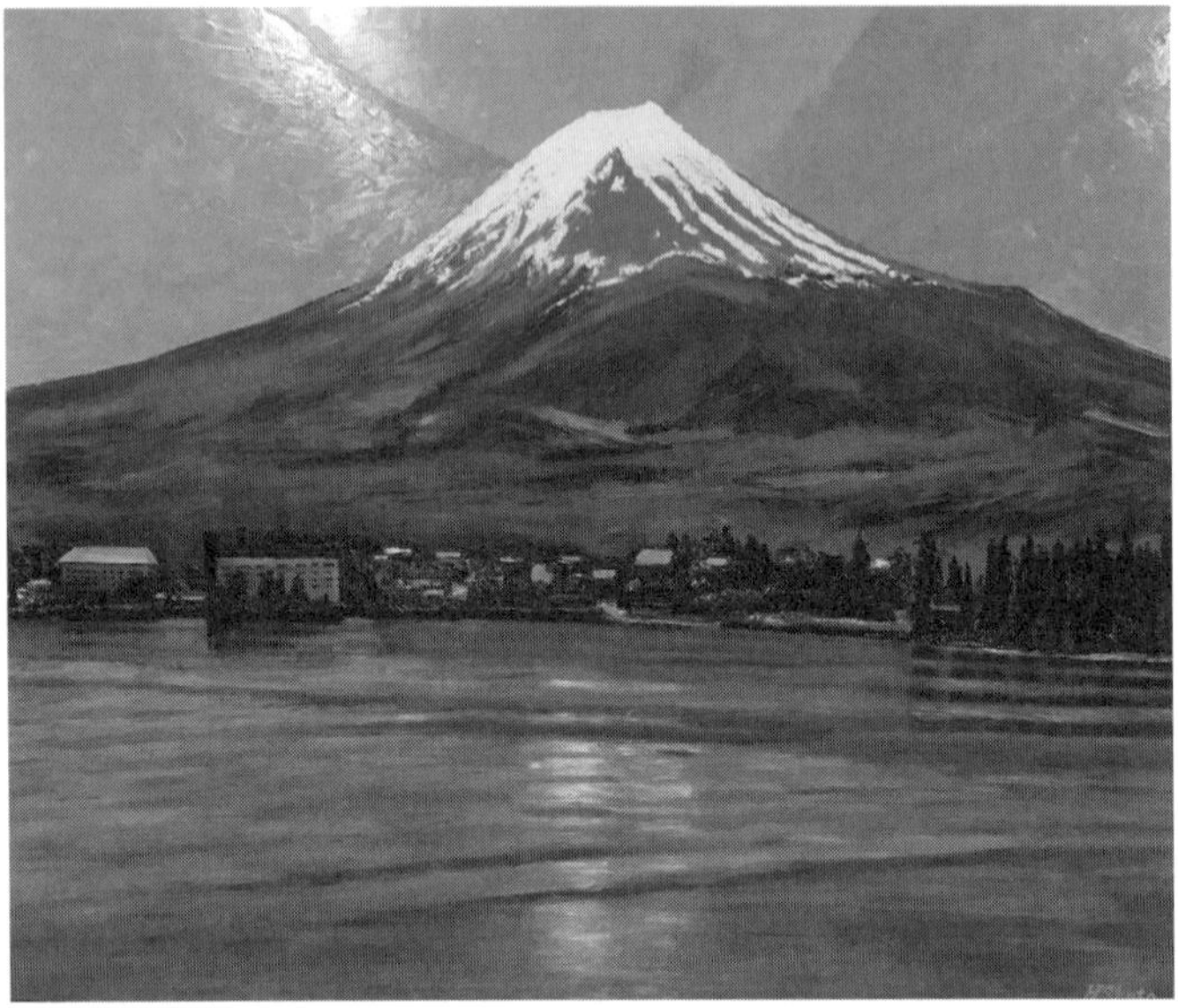

極美展「文部科学大臣賞」受賞作品『富士山と河口湖』

そして実際にどのような絵を描くか構図を頭の中で想像したり、配色を考えたりとさまざまなシミュレーションをすることは脳に新鮮な刺激を与えてくれます。

いろいろな美術展に出向いて、たくさんの絵を観ること、知ることもいい体験になります。それによって鑑賞眼が発達し、表現力の上達につながるのです。なにより芸術鑑賞は心の栄養となり、幸福ホルモンを増加させます。

描くだけでなく、作品を発表することもおすすめします。人の目に作品を触れさせることによって、私のように新たな出会いが生まれ、人生をより楽しく充実させてくれます。

Part Ⅱ

儒教の歴史に深くつながる医師の家系

第一章

中国の近代化を推し進めた周敦頤の子孫たち

(一)魯迅はわが遠戚

○徳川幕府の儒学は、じつは朱子学だった

私の父、周東茂が逝去した翌年の二〇一一年六月十日に、『周東茂　自叙伝　絆』を刊行しました。この本を刊行する過程で、父も私も日本の儒学に大きな影響を与えた周敦頤《しゅうとんい》の末裔であることを知りました。儒学と儒教の意味合いは同じですが、学問的な観点からは儒学、思想的な観点からは儒教というようです。

天下を取ることにより戦国時代を終わらせた徳川家康は、江戸幕府を開き、二度と戦国時代に戻らないようにさまざまな手を打ちます。外様大名を江戸から遠いところに配置し、

士農工商の身分制度をつくり、思想的には儒学をとりいれて封建社会を築いたわけです。そのような封建社会は悪い社会であるというように、とくに左翼史観（マルクス史観）では言われていますが、二百七十年におよぶ江戸時代は、戦争のない平和な時代であり、江戸は世界最大の都市として繁栄しました。

日本の儒学は、藤原惺窩《せいか》によって確立されました。徳川幕府は「なにとぞ正統な儒学を教えてください」とお願いしたようですが、藤原惺窩は思うところがあって、断ったようです。そのため、弟子の林羅山が出向いて、儒学と徳川幕府を結びつけます。

儒学が何を説いているかというのは、かなり難しいので、一般的には「上下定分の理」がよく取り上げられます。空は高く地は低いように、万物には必ず上下があるという考え方です。儒学は、そのような単純なことを言っているわけではありませんが、一般的にはこの部分を取り上げて、「儒学は身分制度を固定化させた」としているようです。

徳川幕府は、幕府が続いている間、儒学をとても大切にしたため、「江戸幕府の官学は儒学」ということになっています。しかし、藤原惺窩が日本で確立したのは、じつは朱子学でした。徳川幕府に儒学を教えた林羅山は、藤原惺窩の弟子ですから、徳川幕府にもたらされた儒学は、じつは朱子学だったのです。

朱子学は、中国の朱熹《しゅき》によって確立された思想であり、学問です。その朱熹が「私の学問は、南宋の周敦頤によってはじめられたものをまとめたものである」と書き残していました。

ということは、徳川幕府の儒学は、じつは周敦頤からはじまる朱子学であったということです。

○『周東茂　自叙伝　絆』を上梓したころは、知りませんでした

『周東茂　自叙伝　絆』を刊行する前も、刊行した直後も、日本では周敦頤はあまり知られていませんでした。インターネットで検索しても、ほとんど出てこなかったように記憶しています。

それが、翌年の二〇一二年あたりから、けっこう周敦頤の名前を見かけるようになりました。それと同時に、インターネットの書き込みも増えました。そのなかには、北京語で書かれたものもけっこうありました。

二〇〇〇年代になって、近代中国を代表する作家である魯迅（一八八一 - 一九三六年）

も周恩来元首相（一八九八‐一九七六年）も、周敦頤の子孫であることがわかっています。

【中日新聞】上海27日白石徹

中国を代表する作家、魯迅（本名・周樹人、一八八一‐一九三六年）と共産党の指導者、周恩来元首相（一八九八‐一九七六年）の先祖が同じであることが、このほど新たに発見された史料で分かった。新中国の誕生に大きな足跡を残した二人が〝親類〟であったことは、今後、話題を呼びそうだ。

魯迅は浙江省紹興出身で、周恩来は江蘇省淮安の出身だが、原籍は同じ紹興。これまでも血族ではないかとの推論はあったが、史料によって裏付けられた。

江蘇省南京の夕刊紙・揚子晩報によると、紛失していた魯迅一族の「家系図」の史料が見つかり、周恩来の先祖と一致。いずれも浙江省呉江から出た周徳の子孫であることが明らかになった。

周徳をさかのぼれば宋代の哲学者として有名な周敦頤（一〇一七‐一〇七三年）にたどり着き、魯迅は三十二代目、周恩来は三十三代目の末裔になるという。

中国は父系社会であり、父方の先祖に関しては何百年もの記録が残されています。それにもかかわらず、魯迅、周恩来が、周敦頤の子孫であるということが、今頃わかったというのは、両者とも直系の子孫ではなかったからでしょう。

それに、魯迅についてはペンネーム（筆名）であったこともあるかもしれません。魯迅の本名は、じつは周樹人です。

○魯迅は国費で仙台医学専門学校に留学

魯迅こと周樹人が、一八八一年に生まれたのは浙江省の紹興市です。紹興という名ですぐに思い出されるのは紹興酒です。紹興酒は、浙江省紹興市のあたりで誕生した醸造酒です。中国の戦国時代には、すでに紹興酒はあったので、二千年の歴史があるということになります。

紹興酒は醸造酒ですが、作り方はかなり独特です。小麦をあらびきにしたものに水を加えて団子状にして藁《わら》で包み、煙を通します。そこにクモノスカビを植えて麹にし、蒸したもち米に水を加え、陶製の甕《かめ》に入れ、独特の発酵素を入れて発酵させ、さらに独特の方法で手を加えて、再び甕に詰めて、陶製のふたをします。さらに泥で固めて密封します。それを貯蔵庫に移して熟成させます。その貯蔵の長さですが、五年から十年ほど貯蔵したものが最上とされ、とくに老酒（ラオチュー）と呼ばれています。老酒は最上級の紹興酒なのです。

魯迅は、その紹興酒誕生の地の紹興市で生まれました。現在の紹興市には、魯迅記念館があり、その隣に魯迅の故居も残されています。魯迅路という道路がいまもあります。

魯迅は、たいへん優秀な学生だったので、一九〇四年に、国費で日本に留学します。留学先は、仙台医学専門学校（現在の東北大学医学部）です。日本にとって、魯迅は初めての中国人留学生でした。そのため、学費免除という厚遇を受けます。

仙台医学専門学校で、魯迅は藤野厳九郎と知り合い、のちに『藤野先生』を書くことになります。

ちなみに、同じく周敦頤の子孫である私の父、周東茂は周敦頤の生誕から九百年後の一九一七年に台湾の北西部に位置する新竹県湖口村で生まれました。その後一九三五年に岩手医学専門学校（現在の岩手医科大学）に進学し、卒業して医師になりました。周敦頤の子孫が、西洋医学を学び医師になったわけですが、それはなんら不思議なことではありません。

私の祖父も医師でしたが、祖父の兄弟すべてが医師でした。曾祖父は儒学を教えていましたが、その曾祖父が祖父の兄弟すべてに西洋医学を学ばせて、西洋医にしたわけです。

私の家系は客家《はっか》でもあるわけですが、辛亥革命の父である孫文も客家であり、医師でした。辛亥革命は、一九一一年から一二年にかけて、孫文が清朝を倒して、共和制国家である中華民国をつくった革命です。その中華民国を蔣介石が引き継ぎ、毛沢東率いる中国共産党に追われて台湾に逃げ込んだことにより、台湾が中華民国になったわけです。

○抗日を叫ぶ学生を国民党政府の軍隊が殺したことに魯迅は衝撃を受ける

魯迅は、中国人がロシアのスパイとして殺され、それを興味ありげに見ている中国人の姿が写されたスライドを見て衝撃を受け、「いまの中国に医学は重要ではない」と考えました。そうして、はたから見れば、突如、仙台医学専門学校を中退してしまいました。国費で留学していたのに中退するわけですから、これはたいへんなことであったようです。

このとき恩師の藤野厳九郎は、自分の写真の裏に「惜別」の文字を添えて、魯迅に贈りました。これは紹興市の魯迅博物館に、いまも展示されています。

仙台医専を中退して中国に帰った魯迅は、教師をして生計を立て、書き言葉（古文）から話し言葉（白話）への転換を進める「文学革命」の波に乗って、『狂人日記』『阿Q正伝』などを次々書き上げます。しかし、このころから魯迅は国民党政府を公然と非難するようになりました。そのきっかけとなったのは、抗日を叫ぶ学生を、軍が殺したことであったようです。

抗日とは、日本の侵略や支配に抵抗することです。その抗日を叫ぶ学生を軍が殺したのです。日本軍が殺したと思う人もいるかもしれませんが、殺したのは国民党政府の軍隊でした。当時はほとんどの軍人の教育レベルが低く、土匪であった人たちが食うために軍人になっていました。ですから、軍人による一般民への略奪や暴力、殺害といったことがよく起こっていました。その軍隊が一九四七年の二・二八事件を台湾で起こします。後述します。

当時の中国は、国民党政府の中国であったので、魯迅は指名手配となって、潜伏生活を余儀なくされます。著書もたびたび発禁処分になりました。それでも、文学者・思想家として国民党独裁を批判し続け、一九三六年に喘息の発作により急死してしまいました。

○『阿Q正伝』にこめられた魯迅の怒り

魯迅の思想が最もよく現われているのは、『阿Q正伝』ですが、これは中国よりも日本でよく読まれているようです。魯迅文学のファンも、中国よりも日本の方が多いのではないでしょうか。

『阿Q正伝』により、中国近代文学は扉を開いたといえます。小説という形式を導入して、日常使われている話し言葉で書かれた作品だからです。それに『阿Q正伝』の内容そのものも、中国の近代化に大きな影響を与えました。

阿Qは、当時の中国人の悪いところをすべて身につけたような人間です。権威に弱く、卑屈です。現状肯定というような思想的なものはないのですが、そのときの秩序を変えようとはせず、変えていいとも思っていません。現状の秩序を盲信しているのです。

たとえば、頭の周囲の髪をそって、真ん中の髪を編んで後ろに長く垂らす弁髪は、清国を建国した満州族が、漢民族に強制したものです。だけど阿Qをはじめ、当時の中国の人は、その弁髪に馴染んでしまって、なんの違和感を持たないようになっていました。世の中というものは、いまあるかたちで流れ続け、弱い者はとくに流されていくだけだ、というわけです。

その阿Qは、弱い者に対しては、途端に横柄になります。尼僧をいじめたり、下女に手を出したりします。そんな阿Qの周辺に、革命の嵐が押し寄せます。革命に勝利する側になれれば、これまで偉そうにしていたやつらに仕返しができる。謀叛か。おもしれえぞ。そう思い始めたころ、革命の嵐にのって、盗賊たちの暗躍がはじまります。

阿Qは、その盗賊の一味に間違われて捕えられてしまいます。そして、かつて手を出した下女をはじめ、大勢の見物人が見ているなかで、あっけなく処刑されてしまいます。

見物人の中国人は、阿Qは悪いことをしたと思っています。悪いことをしなければ銃殺されるわけがないと、漠然と信じているからです。ただ、その見物人の群れは阿Qの銃殺には不満でした。銃殺はあっけなく、首切りのほうが面白いというのです。

それに、不満がもう一つありました。阿Qは、捕らえられた後、長い間引き回されたのですが、その間に歌のひとつも歌わなかったのです。それが、見物人たちの不満でした。

魯迅は、同胞が殺されるのを喜んで見物する当時の風習を批判すると同時に、日本で見たスライドの衝撃が心の奥にあったのかもしれません。突如、仙台医学専門学校中退を決意させた、そのスライド。そこには、中国人がロシアのスパイとして殺され、それを興味ありげにみている中国人の姿が映し出されていました。

○二人の弟、周作人、周建人は、中国で大きな業績をあげている

魯迅の弟に周作人がいます。周作人は、魯迅とともに来日し、辛亥革命後に帰国し、北京大学の教授になりました。雑誌『新青年』で人道主義の文学を主張し、武者小路実篤の「新しき村」運動を紹介したりもしています。

抗日戦争中は、親日政権に協力したとして逮捕され、投獄されました。釈放後は、日本の狂言や『枕草子』『古事記』の翻訳なども行なっています。

周作人の下にもうひとり、周建人という弟がいます。周建人は、生物学の教科書をはじめ多数の書籍を編集翻訳しています。日中戦争中は上海にとどまり、魯迅夫人とその子を保護しました。太平洋戦争後は、上海で魯迅夫人らと中国民主促進会を組織し、国民党独裁に反対しました。

その後、国民党と中国共産党が戦い、毛沢東率いる中国共産党が勝利し、中国革命が成

立します。中国共産党を支援し続けた周建人は、政務院出版総署副署長、国務院高等教部副部長、全国人民代表大会常務委員会副委員長など、中華人民共和国の要職を歴任しました。日本では魯迅だけが有名ですが、二人の弟は中国で大きな業績を上げたのでした。

(二)中国「建国の母」周恩来も周敦頤の子孫

○共産党の外から共産党と中国を変えようとしたプロレタリア文化大革命

周恩来は毛沢東とともに中国革命を成立させた中国共産党の指導者です。中国革命が成立した後には、中華人民共和国の初代国務院（内閣）首相となりました。米ソ冷戦のさなかに、インドのネルー首相と積極的なアジア外交を展開し、第三世界（アジア、アフリカ、ラテンアメリカなど発展途上国）を台頭させる重要な役割を担いました。

日中国交回復を実現させたのも周恩来です。当時の日本の総理大臣は、田中角栄でした。周恩来は、国内では鄧小平とともに「四つの現代化」を提唱し、経済再建に力を注ぎました。そのことにより、毛沢東の腹心四人組による「批林批孔」の標的となりました。「批林批孔」とは、林彪と孔子の批判に名を借りた周恩来・鄧小平批判でした。さらには両者の失脚を狙うものでもあったようです。

鄧小平は、プロレタリア文化大革命の渦中で二度失脚しています。しかし、周恩来は一度も失脚せず、死ぬまで初代国務院（内閣）首相であり続けました。周恩来・初代国務院（内閣）首相の任期は、じつに二十六年にもおよんだのでした。

「不倒翁」とは、そんな周恩来に対して、中国の民衆が尊敬と親しみを込めてつけた愛称です。

毛沢東は言うまでもなく中国革命の英雄であり、中国建国の父です。革命を成功させるところまではよかったのですが、その後の国内政策はうまくいきませんでした。日本でもそういうことはあるでしょう。戦国時代に、戦で勝って領土を広げるところまではよかったけれども、そのあとの自国内の運営に失敗して、農民一揆が起きたというようなことが。

人民公社政策で失敗し、大躍進政策でも失敗した毛沢東は、共産党指導部のなかで政策運営の信頼を失います。毛沢東に任せていては、革命後の中国が危ないと、みんなに思われてしまったのです。

やがて毛沢東は、劉少奇党副首席に国家主席の地位を譲らざるをえなくなり、譲ってしまいました。しかし、それではやはりおさまりません。なんとか共産党内での実権を回復させたいと、中国共産党の外で労働者・農民・学生を組織したのです。

中華人民共和国は、共産党の一党独裁ですから、中国を変えるには共産党から指令するのがいちばん早く効果的です。しかし、その共産党が、そのときはもう毛沢東の思うようにはならなかったので、共産党の外から共産党と中国を変えようとしたのが、プロレタリア文化大革命でした。

○客家の鄧小平は「七分功、三分過」と毛沢東を評価

中国共産党と中華人民共和国を、再度、革命しようとした毛沢東は、学生、労働者、農民を組織し、街頭闘争を展開しました。そのときに、敵と見なされたのは、資本主義に走っていると見なされた党幹部、政府の役人であり、教育機関、学術界、マスコミ界、文芸界、出版界などの指導的立場の人たちでした。

その人たちは資本主義に走る「走資派」と呼ばれ、徹底的に自己批判をさせられました。この街頭闘争を中心とする中国人同士の戦いの様相を呈したプロレタリア文化大革命によ

って、中国の近代化が何年どころか何十年も遅れることになりました。

鄧小平は、のちに毛沢東を評して「七分功、三分過」と言いました。功績七割、過ち三割という意味です。鄧小平は、毛沢東により二度失脚させられ、息子もひどい目に遭っています。その鄧小平が「七分功、三分過」と言っているわけです。

なぜでしょうか。私は、鄧小平が客家だからだと思います。

私は、周敦頤の子孫であると同時に、鄧小平と同じ客家でもあります。客家は、黄河流域の中原から中国東北部を支配していた王族の末裔です。数次にわたる北方民族の南下などにより西へ南へと広がり、さらに海を渡ってタイ、台湾、インドネシア、シンガポール、フィリピンなどにも広がりました。

たとえば、タイの元首相タクシン・チナワット、同じく元首相のインラック・チナワットも客家です。シンガポールの初代首相リー・クァン・ユーも客家です。フィリピンの富豪コファンコ家も客家です。北方騎馬民族が攻めてくると、南の農民は戦わずして降伏するのですが、客家は戦い、負けても降伏せずに、西へ南へと逃れたのです。

鄧小平は、その客家だったからこそ、どんな目に遭わされても、毛沢東は「七分功、三分過」と言えたのです。

○紅衛兵は走資派とともに自らの人生も打倒することになった

私の父は、共産主義があまり好きではありませんでした。中国人だからといって、みんなが共産主義を大好きなわけではありません。

それに、国民党も好きではないというよりも嫌いでした。なぜなら、中国共産党に敗れて台湾に逃げてきた蔣介石の国民党軍に、台湾の人たちはそうとうにひどい目に遭わされたからです。日本が支配していた頃は、平穏に生活することができていました。夜は門を開けたままでも平気でした。強盗も泥棒もいなかったからです。

国民党軍が来ると、国民党軍じたいが泥棒とか強盗のようなことをするわけですから、まるで「天国から地獄」になってしまったと、よく父や目上の人が話していました。

私は、周敦頤の子孫ですから、もちろん漢民族ですが、祖先が台湾に儒教を教えにやってきたのは清の時代です。ですから、国民党がやってくるよりもはるかに昔のことです。その点では、国民党の人たちよりも、もともと台湾にいた人たちのほうが近いわけです。

周恩来に戻りますが、毛沢東とは中国共産党の同志ですが、プロレタリア文化大革命のさなかに、次のような演説をしていました。

『学生は学校に戻りなさい。しっかりと学びなさい。
それが革命なのです。
労働者は職場に戻りなさい。しっかりと職場での仕事に励みなさい。
それが、労働者にとっての革命なのです』

この周恩来の呼びかけは、プロレタリア文化大革命を主導している毛沢東に、毅然と反旗を翻《ひるがえ》すものです。ですが、決定的に正しいといえます。

プロレタリア文化大革命のとき、激烈をきわめた街頭闘争が一段落したあたりで、労働者農民に学べと、多くの青年が地方の農村に「下放《かほう》」しました。紅衛兵（毛沢東の指導によって組織された青少年の政治運動の組織）による走資派の人たちへの容赦ない自己批判が激しくなるいっぽうなので、四人組も手を焼くことになり、静かにさせるために農村に行かせたという説もあります。

プロレタリア文化大革命は、一九六六年五月から一九七六年十月までといわれています。

その間に、おびただしい数の中国共産党の幹部が打倒（迫害・虐殺）され、その何十倍、いや何百倍もの知識人、文化人が打倒されました。人間だけではありません。文化遺産や旧跡も、復旧できないくらい徹底的に破壊されました。

問題はそれだけにとどまりませんでした。走資派を打倒し、農村に下放し、文化遺産・旧跡を徹底的に破壊した紅衛兵は、その間まったく勉強をしなかったので、中国の教育システムの根幹を崩壊させてしまったのです。

たとえば、十六歳の高校生が、十年間プロレタリア文化大革命をやっていたら、学力は高校一年生以下に下がったままで、年齢だけ二十六歳くらいになってしまいます。十六歳の工員だったら、まだ一人前にはならないまま、もっと腕が落ちて二十六歳になっているわけです。

プロレタリア文化大革命は、走資派と決めつけた人たちを打倒しただけでなく、紅衛兵の人生をも自ら打倒することになってしまったのです。

○客家の孫文は辛亥革命成功により中華民国の大統領に

周恩来が十三歳のとき、客家である孫文が辛亥革命を成功させました。孫文は、イギリス植民地であった香港西医書院（香港大学の前身）で西洋医学を学び、ポルトガルの植民地だったマカオでクリニックを開業しました。このころ、すでに政治問題に強い関心を抱いていました。日清戦争終結後に、武装蜂起（広州蜂起）を計画しましたが、密告され、頓挫します。孫文は、即座に日本に亡命しました。

その後、アメリカを経てイギリスに渡り、中国に帰国する際にスエズ運河を渡ります。そのときに、衝撃の事実に出くわします。

エジプト人が親しみを込めて、「お前は日本人か」と聞いてきたのです。そうして、そのエジプト人と話をすることによって、日露戦争で日本が勝利したことが有色人種の意識向上にたいへん役立っていることを知ったのです。

日露戦争は、日本が大国ロシアに勝利したということにとどまるものではありません。有色人種が白色人種と戦い、初めて勝った戦争だったのです。それは、じつに人類史上ではじめてのことでした。

客家であり、当然漢民族でもある孫文には、「独立したい」「弁髪」をやめたいという強い希望がありました。

孫文は、宮崎滔天《とうてん》らの援助により、東京の池袋で中国同盟会を結成します。このとき、東京に留学していた蔣介石と出会います。一九一一年十月十日、中国で武装蜂起が起き、辛亥革命に発展しました。そのとき、孫文はアメリカにいて、十二月二十五日に上海に到着しました。民衆は熱狂しました。翌一九一二年一月一日、中国大陸の南京に孫文を臨時大統領とする中華民国が成立しました。

○帰国した中国は五・四運動の真っ只中

周敦頤の子孫であり、わが遠戚でもある周恩来も日本に留学をしています。日本を選んだ理由は、隣国なので旅費が安かったからだといわれています。その真偽はわかりません。

東亜学院で日本語を学び、浅草や早稲田のあたりを歩き回ったようです。そうして日本にいるときに、周恩来はロシア革命が起きたことを知り、河上肇の著作を通じてマルクス主義を知ったようです。『新青年』をよく読んでいたという記録もあります。

留学ですから、東亜学院で日本語を学んだ後、大学を受験したのですが、失敗しています。日本語の壁のせいだったようです。受験したのは第一高等学校（現代の東大教養学部）と東京高等師範学校（現代の筑波大）でした。

周恩来が大学受験に失敗したころ、日本はイギリス、アメリカ合衆国、フランス、イタリアなどとともにシベリアに出兵します。「チェコ軍を救出する」という名目でしたが、これはロシア革命への連合国の干渉戦争でした。

日本のシベリア出兵は、対華二十一カ条要求の一環だととらえた中国人留学生の多くが、抗議のために一斉に帰国するということも起きました。しかし周恩来は、このときには帰国せず、しばらくして帰国した一九一九年は、五・四運動の真っ只中でした。五・四運動は、パリ講和会議によるベルサイユ条約の結果への不満から、抗日、反帝国主義へと発展した中華民国の大衆運動です。

そんななかで、周恩来は二十一カ条要求受諾日を「国恥記念日」とするデモを指揮したわけですから、当然、逮捕されることになりました。半年間留置されています。

○周恩来は毛沢東の長征を支持し有力な同調者に

留置所から出た周恩来は、働きながら学ぶ「勤工倹学」に加わり、フランスに渡りました。このとき、鄧小平と出会います。周恩来と鄧小平は、このフランスでの働く学生時代に知り合ったのです。

後に周恩来は首相として鄧小平を支援し続けます。鄧小平は、周恩来逝去後も周恩来・鄧小平路線を維持し、発展させ、社会主義市場経済を成功させました。

周恩来が本格的にマルクス主義を学んだのは、フランスだったようです。一九二一年に中国共産党に入党しています。

中国に帰ると、孫文が第一次国共合作に成功していました。国民党と中国共産党とが協力(合作)し合う関係になっていたのです。このときの国民党、共産党共通の敵は軍閥であり、北京政府でした。

孫文の第一次国共合作により、周恩来は国民党に協力することになり、黄埔軍官学校の教官になります。このとき、校長をしていたのが蔣介石でした。国民党と共産党が分裂したときには、周恩来は上海でストライキを指導し、蔣介石に弾圧され、撤退しています。国共内戦が激化し、国民党優勢のため、毛沢東は「農村が都市を包囲する」をスローガンに、都会を逃げ出し、長征を行ないます。周恩来は毛沢東を支持し、有力な同調者となりました。

一九三六年十二月、東北軍の張学良が、国民党の蔣介石を西安で監禁し、国共内戦の停止を迫りました。西安事件の勃発です。国民党は同意し、抗日民族統一戦線が結成される端緒となりました。

この西安事件のとき、周恩来は中国共産党を代表して蔣介石の説得に成功しています。

ちなみに、孫文は客家で、夫人の宋慶齢も客家です。宋慶齢の妹の宋美齢も客家であり、蔣介石夫人です。

○周恩来追悼集会で弔辞を述べた直後に鄧小平は失脚

周恩来は、プロレタリア文化大革命の末期である一九七六年一月八日に逝去しました。同月十五日、周恩来を追悼する集会が開かれました。弔辞を述べたのは同志鄧小平です。鄧小平は周恩来への弔辞を述べた直後、人々の前から姿を消してしまいました。鄧小平は、再度失脚したのです。

どうにもおさまらないのは、周恩来を慕い、鄧小平・周恩来路線を支持してきた北京市民です。四人組への反発を強め、四月に天安門広場で周恩来首相の追悼集会をやり直しました。

それを、四人組が再度大弾圧し、第一次天安門事件となりました。追悼の集会を大弾圧したわけですから、ひどいのは四人組です。この事件は、民衆暴動の「事件」ということにされましたが、追悼の集会であったわけですから、民衆暴動事件とするには、いささか無理があります。

そのようなことで、中国共産党内部でも四人組はやりすぎだという空気になり、翌七七年に四人組が追放されて華国鋒政権が誕生し、文化大革命はついに終息することになりました。このとき、鄧小平が復権し、甦りました。さすがに客家です。二度失脚し、二度甦ったのです。

周恩来は首相であり続けましたが、文化大革命の末期には四人組による周恩来批判が強まっていたので、あと一年もすれば失脚していたかもしれません。そのギリギリのところで周恩来は逝去したわけです。

ギリギリといえば、四人組もギリギリのところに来ていて、周恩来があと一年長く生きていれば、鄧小平の次に周恩来を失脚させていたかもしれません。しかし同時に、四人組も失脚するといった事態になっていた可能性があります。

○周敦頤の子孫と客家を軸にこの国の動きを見る

ここで、この間の中国の動きを周敦頤の子孫、そして客家を軸に見てみます。

客家の孫文が辛亥革命により中華民国大統領となり、国共合作を指導して国民党と共産党を結びつけ、抗日統一戦線をつくりました。

その後、毛沢東と周敦頤の子孫・周恩来が中国共産主義革命を成功させたのですが、毛沢東の国内政策が失敗し、毛沢東は権力を失いました。その国内政策の失敗による失地回復のために、毛沢東は文化大革命を起こしますが、これにも失敗します。その結果、四人組は追放され、鄧小平が中心となって経済を建て直し、中華人民共和国を建て直します。

鄧小平は、復権直後は華国鋒、葉剣英に続く党内ナンバー3でしたが、やがて華国鋒政権を崩壊させ、鄧小平政権下で人民公社を解体して社会主義市場経済を導入しました。改革開放路線へと大きく舵を切ったのです。

その後、ゴルバチョフ書記長の中国訪問により、中ソ関係が正常化し、約三十九年におよぶ中ソ対立に終止符が打たれました。

このように、中国の近代化は客家の孫文からはじまり、周敦頤の子孫の周恩来、客家の鄧小平へとリレーのタスキが引き継がれ、文化面では周敦頤の子孫の魯迅の活躍などもあって、中国の近代化が進んでいったのです。

なお、第二次天安門事件のとき、鄧小平はためらわず大弾圧を行なったことで世界から非難を浴びました。胡耀邦は鄧小平に追随していたのですが、学生・市民に同調した趙紫陽総書記長は、改革路線の行きすぎを招いたということで、鄧小平が解任しました。

鄧小平は改革開放政策の実行者であると同時に、人権抑圧も辞さない権力者でもあったのです。

もっともあのときに、権力を振るわなければ、とんでもなく大きな混乱状態になり、死傷者の数は第一次天安門事件の比ではなくなっていた可能性もあります。

鄧小平は、第一次天安門事件のときには、周恩来への弔辞を読み上げた直後に失脚となったのですが、そのことは忘れてしまったかのように、鄧小平は、きわめて冷静に天安門での追悼集会を弾圧しました。

これも客家の特徴であるといえるでしょう。

第二章
中国における儒教の変遷

㈠周敦頤が端緒を開き、朱熹が大成した宋学

○周敦頤は北宋の儒家にして思想家

周敦頤は、一〇一七年に生まれ、一〇七三年に逝去した中国北宋の儒家であり、思想家です。ちなみに今年で生誕千年になります。

九〇七年に唐が滅亡したあと、五代十国の戦乱の時代となり、九六〇年に趙匡胤が諸国を統一して宋を建国します（図1）。その趙匡胤の八代後に、新興の金と結んで、宋は北の遼を滅ぼします。しかし、その後に盟友であった金に滅ぼされてしまいます。

宋は滅ぼされたものの、王と貴族は南に逃れて宋王朝を再建しました。そのため、九六

〇年から一一二七年までを北宋、一一二七年から一二七九年までを南宋と呼んでいます（図2、表1）。周敦頤は、その北宋の思想家です。

南宋では、朱熹が朱子学を打ち立てますが、朱子学というのは日本での呼び名です。中国では、程朱学、程朱理学、宋明理学などとも呼ばれていますが、一般的には宋学と呼ばれています。宋学は、もともとは漢学からの呼び名でした。

周敦頤は、現在の湖南省永州市道県に位置する道州営道に生まれ、晩年、廬山の麓に濂渓書堂を築いたので、濂渓先生と呼ばれました。

その子孫の一人が、清の時代に儒教を教えるために台湾にやってきました。台湾にやってきた周敦頤の子孫は、周三合祖塔（大房）、周三合祖塔（二、三房）、周三合宗祠、源房祖塔などを建てました（写真参照）。周三合祖塔は一族を結ぶ絆であり、儒教倫理の根本なのです。そこに、周一族をお祀りし、周一族の系図（『周三合族譜』）を残しています。

それとともに、台湾の周一族は、濂渓と書かれたものを家の中に置き、忘れてはならないとし、誇りともしています。その濂渓とは、周敦頤の号であり、周敦頤は朱子学の祖、徳川幕府の儒教の祖でもあるわけです。すでに見たとおり、徳川幕府の儒教とは、朱子学にほかならなかったからです。

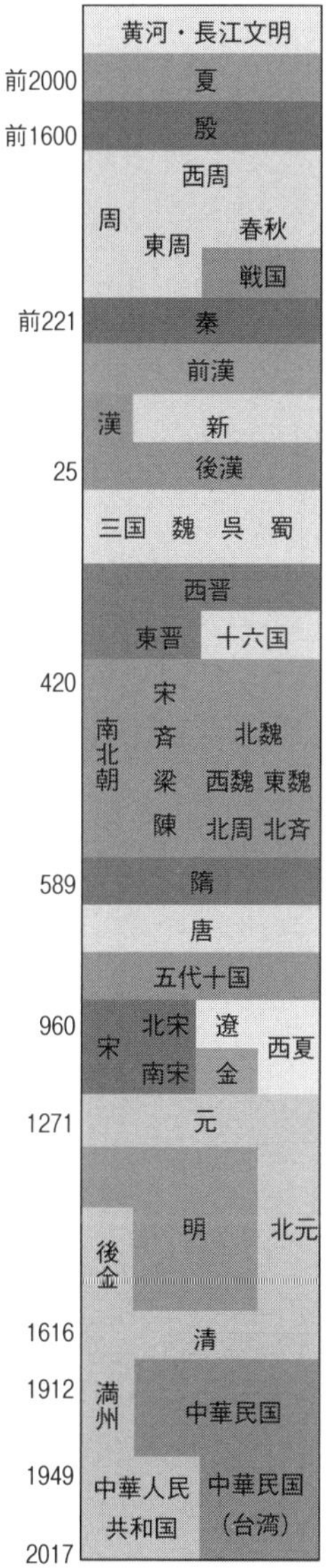

図1 北宋・遼・西夏の領域(960〜1127 年)

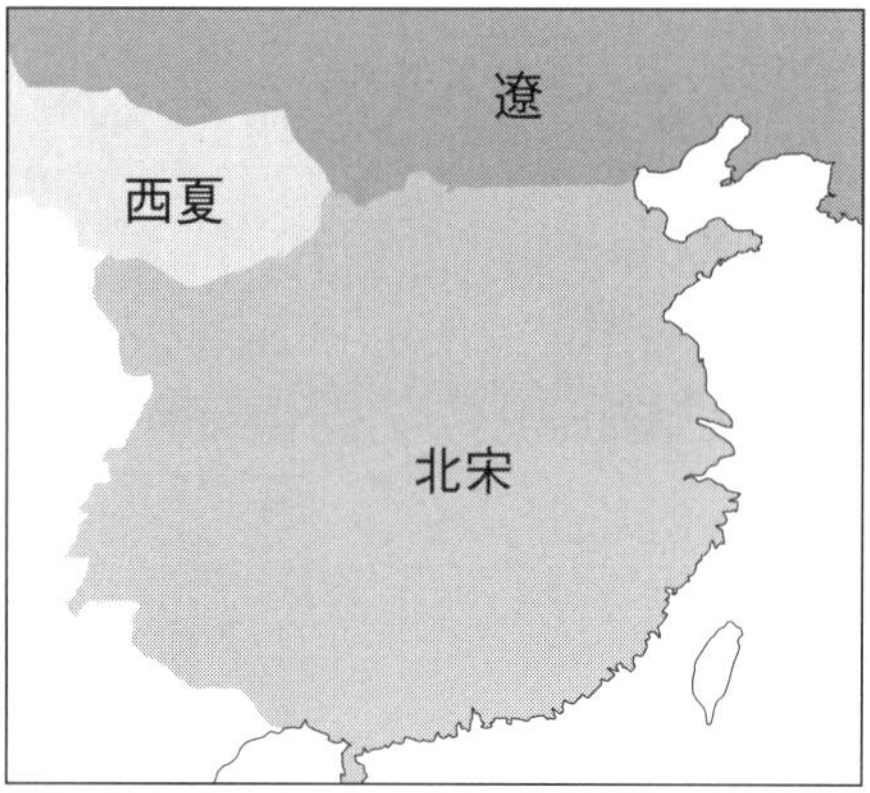

図2 南宋および金(1127〜1279 年)

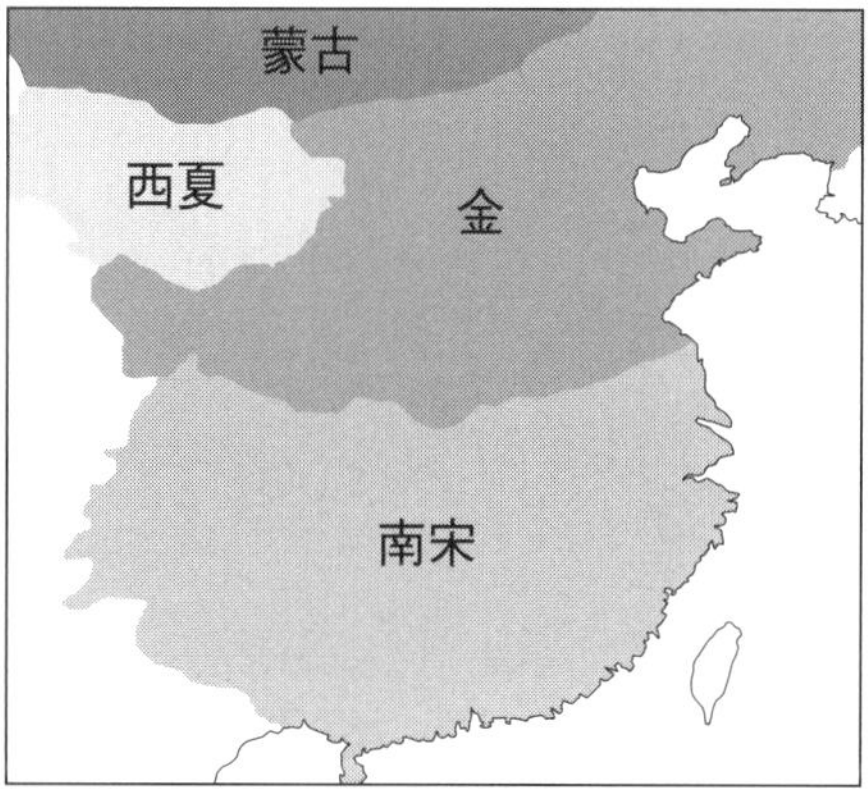

表1 中国の歴史年表

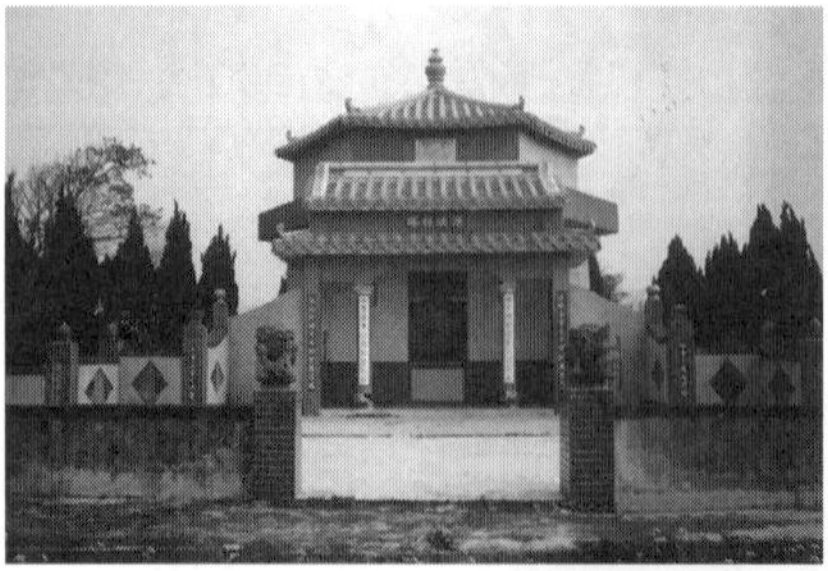

◀周三合祖塔(大房)
▼周三合祖塔(二、三房)

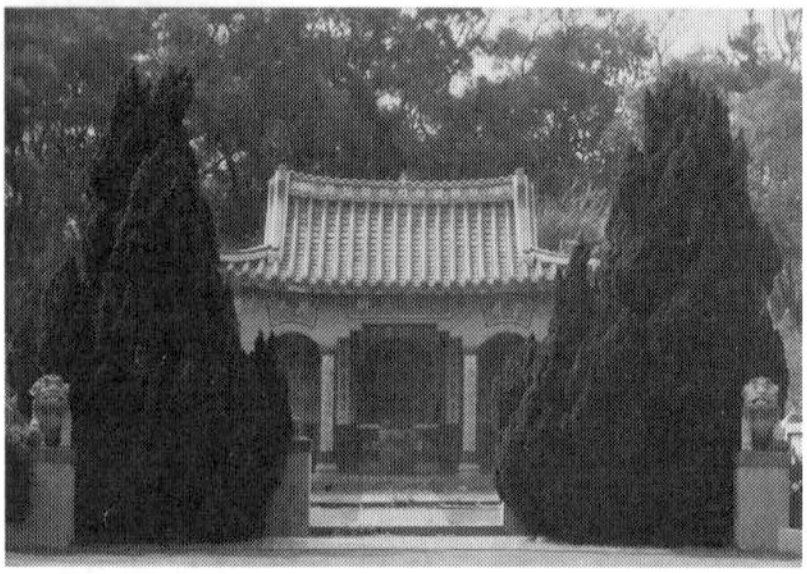

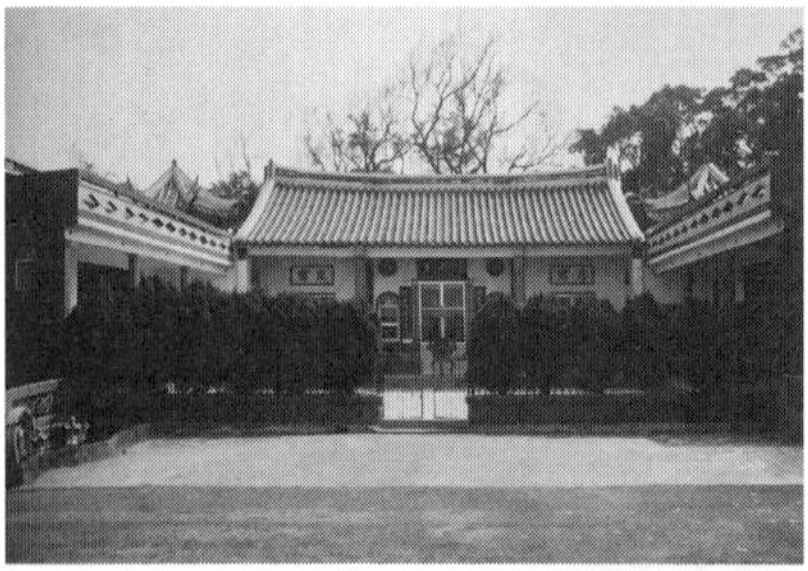

▲周三合宗祠

源房祖塔▶

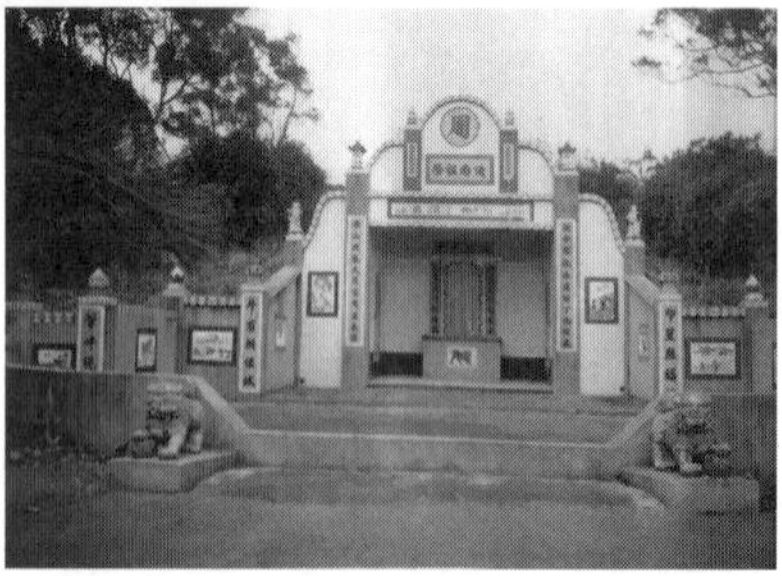

○周一族は周の文王から始まる

台湾にやってきた周敦頤の子孫は、周三合祖塔を建てた後、『周三合族譜』をつくりました。『周三合族譜』は、周一族の系図と、周家はいつの時代からはじまり、それぞれの時代にどのような名士が生きたかを詳しく記した書物です。

この『周三合族譜』には、周一族は周の文王からはじまっていると書かれてあります。周の文王は、とても徳が高く、人々から慕われ、後の中国の諸王のお手本となった王です。周の時代に生まれた儒教の祖である孔子は、文王の徳を讃え、「聖王」の一人としました。いにしえの聖王により、王というもののありようは、すでに示されている。後世の王は、いにしえの聖王を手本に、いにしえに戻ることこそが大切であるというわけです。

周は殷の後、秦の前の国です。そして、この周の時代の中に春秋戦国時代がありました。周の文王は「周の始祖」、その子である武王は「周の創始者」であるといわれています。なぜ始祖と創始者の二人がいるかといえば、文王がそのほとんどを準備し、武王はそれを引き継いで周を建国したからです。

魏・呉・蜀の三国時代に、曹操はいまの中国の半分から三分の二ほども領有しましたが、皇帝にはなりませんでした。そして、「(自分は)周の文王たればよい」と言ったそうです。周の文王くらいになれればよいのであって、皇帝になる必要はないということでしょうか。

文王というのは、周王朝を建てたのが武王なので、後世、とくに儒家から、武王も文王に並ぶ聖王として尊敬されています。

まっすぐな釣り針で魚釣りをしていたことで、日本でもよく知られている太公望は、周の軍師です。釣りをしているところに通りかかり、「私が求めていた賢士である」と讃えて軍師にしたのは、周の文王でした。

古代中国には、尭・舜・禹(夏王朝の始祖)、湯王(殷の始祖)、文王・武王(周王朝を建てた王)という、理想とされる「聖王」がいました。尭は舜に王位を譲り、舜は禹に王位を譲りました。それぞれに世襲ではありません。「禅譲」とは、この故事から生まれた言葉です。

夏王朝の桀王、殷王朝の紂王は暴虐きわまりなく、天の命を承けた湯王と文王・武王に武力で倒されてしまいました。それは、「天の命が変わった」ということであり、そのことから「革命」という言葉が生まれました。

○周公は文王の子、武王の弟

私は、子供のころ一種の愛称のような感じで「周公」と呼ばれました。台湾にいたころの名前は、「周 徳寛」であったからです。いまは日本に帰化して「周東 寛」という名前になっています。

周公は、『周三合族譜』の「周氏歴代名士列伝」の最初に記されています。文王の子であり、武王の弟です。周公は兄の武王を助けて、殷を滅ぼしました。武王が逝去した後は、まだ幼少であった成王を助けて王族の反乱を鎮圧し、いまの洛陽を建設し、周朝を揺るぎないものにしました。

周朝のあと、『周三合族譜』の時代区分によれば、隋朝、唐朝、後唐、後晋、後漢、後周を経て、宋の時代になります。『周三合族譜』に記された宋朝の名士は十名であり、周敦頤はその八人目に記されています。

周敦頤は儒学者で、科挙の試験に合格して地方官となったのだと思います。科挙の試験に合格しなければ、地方官にはなれなかったからです。地方官になって、中国各地を転々とし、それぞれの任地で人格の高潔さを讃えられました。しかし、当時はほとんど無名に近かったようです。もっとも科挙試験に合格するということだけでも、そうとうに凄いことですから、それなりの人ではあったのでしょう。

南宋の朱熹が、自分の学問の淵源であると表彰したことにより、孟子以来、絶学状態にあった儒学を甦らせた思想家として重んじられるようになりました。最近は、中国や台湾よりも日本で有名であるような気もします。

著作には『太極図』『太極図説』『通書』などがありますが、日本でこれらの書物を目にする機会は、ほとんどないのではないでしょうか。

○周敦頤は儒教の近代化を行なった

私の祖先は、儒教を教えるために台湾に遣わされたのですが、曾祖父の代（一九一七年頃）には親族のほとんどが西洋医になっていました。それでも、儒教の教えは「客家精神」として伝わっていました。そこでは、家族のあるべき姿、親子のあるべき姿、社会のあるべき姿について、そして宇宙と万世の関わりについて語っていたのです。

周敦頤は、当時の儒教をそのまま伝えようとしたのではなく、いうなれば儒教の近代化を行なったのでしょう。それによって中国を近代化させようとした先取の精神がとくに重要だったのです。その精神を継承していたため、私の曾祖父の代に、周りはまだ漢方のみに頼っていたなかで、子供たち（私の祖父の代）すべてを西洋医にすることになっていったのだと思います。私の祖父は日本時代の台湾帝大の医学部、その弟二人はそれぞれ日本医大、熊本医大に進みました。

魯迅（周樹人）が中国の近代化を文学で行なったのも、周恩来が中国革命を成立させ、さらに改革開放政策を準備したのも、周敦頤の子孫ならば当然のことであったように思います。

㈡科挙と北方騎馬民族と儒教

○約千三百年続いた科挙試験が儒教に大きな影響を与えた

科挙という中国独特の官吏登用試験が、儒教に多大な影響を与え、儒教を変化させていきました。

科挙の出題は、四書五経からなされるので、五歳くらいになると志を持った男の子は、自宅に閉じこもって受験勉強を開始します。官吏になれるのは男子のみなので、科挙も男子のみの受験となります。

四書五経は、儒教の経書の中で特に重要とされる「論語」「大学」「中庸」「孟子」の四書と、「易経」「書経」「詩経」「礼記」「春秋」の五経です。

科挙は、五九八年にはじまり一九〇五年まで約千三百年にわたって継続されました。隋の時代から清の時代まで続いたわけです。この科挙制度により、儒教は中国社会の最重要の文献としての地位を揺るぎないものにしました。しかし、道を求めて四書五経を学んだり、いかに生きるべきかの答えを得るために研究したりすることは、ほとんどなくなりました。

官吏、官僚になるための受験勉強として四書五経を学び、三十歳半ばあたりで科挙試験に合格し、徒手空虚で任地に赴きます。それが、帰るときには馬車にいっぱいの財宝とともに、というようなことになったわけです。

日清戦争後に、清国の全権大使として伊藤博文と下関条約を締結した李鴻章は、士大夫の家系でした。士大夫は、科挙試験に合格した官僚であり、地主であり、文人でもありました。

そのため、李鴻章は一族の期待を背負って四書五経の勉強に励み、十七歳で科挙の一次試験に合格し、四年後に二次試験にも合格し、三年後に三次試験にも合格し、二十四歳の若さで科挙試験に合格して進士になっています。

○宋学の大成により「儒・道・仏」三教並走時代が終わる

朱熹が儒教を再構成して宋学を打ち立てたのは、一一七〇年から八〇年あたりと思われます。朱熹は一一三〇年に生まれたわけですから、四十歳から五十歳くらいのときです。科挙が始まったのは五九八年ですから、すでに五七〇年から八〇年くらい経っていて、儒教は科挙の受験勉強のためのものに成り下がっていたのではないでしょうか。

儒教の本質が見失われている。建て直さなければならない。朱熹は、そう思ったにちがいありません。

もうひとつ、道教や仏教には宇宙論のようなものがありますが、儒教には存在そのもののを解きあかす壮大な宇宙論がないために、一時期、道教や仏教に押され気味でした。そこで、周敦頤は『太極図説』の「無極から太極が生まれ、陰陽二気が作用して、五行を生成し……」という考えをもってきたのだと思います。

その意味で、周敦頤が登場し、朱熹によって宋学が大成されたのは、「儒・道・仏」三教が並走する時代を経たおかげであるともいえます。そのなかで儒教には何が足りないのかを鋭く察知し、見事に補うことができたのでしょう。その結果、受験勉強のための手段になり形骸化していた儒教に再度、生命を吹き込むことができたのです。

朱熹は儒教の要諦は次の八項目であると簡潔に述べています。

格物・致知（を発意すれば）
誠意・正心（になり）
修身・斉家（にもなり）
治国・平天下（に達する）

○周敦頤と朱熹はともに、北方民族に滅ぼされることを予感していた

周敦頤にも朱熹にも、北方民族が攻めてきて最後には滅ぼされるのではないかという強い危機意識がありました。そのことが、周敦頤と朱熹をして儒教を再構築、再活性化させ、宋学を大成することにつながっていきました。

しかし、周敦頤と朱熹の危機感は現実のものとなりました。南宋も金もモンゴル帝国に壊滅させられ、モンゴル帝国は国名を元と改め、中国全土を支配したのです。ただし、宋学が生まれる背景にこのような事情があったことは、朱子学として伝わった日本には伝わらなかったようです。

周敦頤がいた北宋は金によって滅ぼされ北部をとられた後、長江流域に南宋を建てます。金は、中国東北部、沿海州を含む満州に発祥したツングース系民族の女真族の国です。

その南宋と金は、ともにモンゴル帝国に滅ぼされ、元朝が中国全土を支配しました。その元を滅ぼしたのは漢民族で、明を建国しました。その明を滅ぼしたのは、北宋を滅ぼした女真族です。中国全土の支配者に返り咲いた女真族は、最初は後金を自称していました

が、やがて国名を清と改め、繁栄します。

清は一六一六年から一九一一年までの二九五年間にわたって中国全土を支配しました。華夷秩序の華は、もちろん漢民族であり、夷はおもに北方民族を指します。しかし、そのことは、朱子学が伝わった日本には伝わりませんでした。朱子学という学問は、体系ごと伝わりましたが、先述したように、なぜそのような学問が中国で生まれたのかは伝わらなかったようです。

㈢中国における儒教の変遷

○「儒」は古代中国の招魂儀礼を教えるシャーマン

ここで、儒教そのものを振り返っておきましょう。学問としての儒学ではなく、宗教という側面をもつに儒教についてです。

儒教とは「儒」の教えという意味であり、古代中国の「儒」は、いまでいうシャーマンのような存在でした。「儒」は、人間が死ぬと、精神を司ってきた「魂《こん》」と、肉体を司ってきた「魄《はく》」とに分離すると考えました。

その「魂」と「魄」とを再統合させることができれば、その人間の本性が蘇る。そのために「尸《し》」というものをつくって、そこに魂も魄も寄り憑きやすいようにする。「尸」は、たいていは木の板でできていて、そこに死者の姓名や生前に行なったことなどを書きます。

その木の板が中国仏教にとりこまれて「位牌」になりました。インド仏教にもヒンドゥ教にも、かつてのバラモン教にも、いまのジャイナ教にも位牌はありません。日本仏教には位牌がありますが、これは中国仏教を取り入れるときに同時に取り入れたものでしょう。

台湾における周一族は、「忘れてはならない」「誇りとする」と、木の板に「濂渓」と書いたものを家の中に祀っています。これもおそらくは、いにしえの「儒」の教えに従ったものだと思います。

先祖をお祀りする仏壇も、インドの宗教にはありません。日本では仏壇に、亡くなった祖父母の位牌とともに、わかる範囲での祖先の法名を書いたものをお祀りしていますが、これも中国仏教から取り入れたものでしょう。

このような中国仏教の背景にあったのが「儒」だったようです。

もう一つ、「儒」を中心的に担うのは家族でした。古代中国では、招魂儀礼は一族あるいは家族でとり行なうべきものとされていました。「儒」は、それを教えて補助する役割をもっていて、それを中心として担うのは家族でした。

やがて君子や貴族の招魂儀礼を助ける「儒」と、庶民の招魂儀礼を助ける「儒」に分かれていきました。ところが、前者の場合は問題がありました。家族の場合は子々孫々へと引き継がれて行きますが、君子や貴族の場合は、ずっと君子であることもなければ貴族であることもありません。そのため、担当する「儒」が混乱しはじめたのです。

○周の時代に孔子が「儒」の根本を問い、儒教が起こる

「儒」が混乱しはじめたところに、孔子が登場します。孔子の父は農民でしたが、母が「儒」であったようです。孔子の両親が早くに亡くなることにより、孔子は「儒」の根本を問うことになります。

儒教といえば、なんといっても「仁」が要のように思われ、実際に後世までそのように考えられていきます。しかし、孔子の儒教が当時、最重要視したのは「孝」でした。儒教は、一族や家を重視しているわけですから、これは当然です。

祖父、曾祖父の霊にとっては、子孫の「孝」が何よりもの慰めになります。「孝」をたくさん積むことは、その人のためにもなります。そう考えれば、わかりやすいのですが（もちろん間違ってはいません）、儒教の「孝」には、前提があります。魄が司っている身体は、父母からいただいたものであり、父母の身体は祖父母からいただいたものであるということです。だから、親子はよく似ているのです。実際に、父母の遺伝子が合わさって私たちの身体はつくられています。その身体をできるだけよく手入れをして、きれいに使って、子孫をつくることがお返しになるのです。

祖父母から引き継ぐものは魄が司っている身体だけではありません。魂が司る心とか精神です。私は講演で、よくこんな話をします。人間は霊・魂と心・身の総体です。家にたとえれば、心身は地上部にある家の建物であり、霊魂は家の基礎です。家をきれいに保つことはもちろんですが、基礎をしっかりしないと家は崩れてしまいます。それと同じで、心身をよく保つには霊魂を高めることが必要なのです。儒教の「孝」は、まさしくそのことを教えているのです。

中国では、よく福禄寿ということを言います。これは、もとは道教で強く希求される願いのことですが、中国人一般の考え方に定着しています。福は血のつながった実の子に恵まれることを言います。禄は給料や財産、寿は健康で長生きすることです。福は、もっとも大切だということで、いちばん最初に来ているのでしょう。給料や財産、健康で長生きよりも、血のつながりのある子どもをたくさんつくることのほうが、大切だということです。

日本では家の墓に納骨しますが、これも先祖を大切にし、先祖とは一体であるとの中国の「儒」から来ていることではないでしょうか。そのような中国の生命観を念頭に置いて「身体髪膚、これを父母に受く。あえて毀傷せざるは孝の始めなり」(『孝経』)を読むと、「孝」に対する思いが深まります。

○戦国時代には、儒教は「諸子百家」の一つのようになる

孔子が逝去したのちに孟子と荀子が登場し、時代が春秋から戦国に移ります。戦国時代には、激しい論争が起こり、儒教が「諸子百家」のひとつのようになってしまいます。

儒教は、自国の民に積極的に徳を施し、礼制度による秩序維持を重視します。それに対して、道教は、人のありのままの性質に任せることをよしとし、人智による秩序維持を否

定します。

儒教は、君主は民の父のような存在であり、民の幸福に責任を負うと考えます。そして、民を不幸にすると、君主は天命を失い、次の天子となるべき有徳の諸公などから追放されると考えます。無道な暴君や暗君は、天下のために、都から追放され、そのことをとくに「放伐《ほうばつ》される」と考えたわけです。

さらに、すべての真理はいにしえの聖王によって定められているので、いにしえに戻すことが社会を安定させることになると考えます。

それに対して法家は、いにしえと現在では社会条件が異なるので、新しい制度をつくっていかなければならないと主張します。儒教は、もっとも大切なのは親であり、愛情も親、家族からと説きます。墨家は、親を最優先させる儒教の愛情は差別愛であり、すべての人を平等に愛する兼愛が大切であると説きます。

そのような論争だけではなく、戦争もたくさん起きました。そのなかでとくに有名なのが、江南にあった呉王の夫差《ふさ》と越王の勾践《こうせん》の戦いです。呉王夫差にとって、越王勾践は親の仇であり、これを討つために薪の上に寝て復讐心をかきたて、ついに敗ってしまいました。他方、敗れた越王勾践は、苦い胆《きも》を寝起きするたびに嘗《な》めて、こちらも復讐心をかきたて、今度は呉王夫差を滅ぼしました。

この話には、薪の上に寝たのも胆を嘗めたのも、越王勾践だとする説もあります。いずれにせよ、それが「臥薪嘗胆《がしんしょうたん》」となったわけです。

さらに、呉と越は宿敵同士で、しばしば戦いを繰り広げましたが、両国の人がたまたま同じ舟に乗ることがありました。と、そのとき、大風が吹いて舟が転覆しそうになり、呉と越の人は、互いに助け合うことになりました。この故事から「呉越同舟」という言葉が生まれました。

○焚書坑儒《ふんしょこうじゅ》、国教、衰退……

儒教は、いにしえの聖王の禅譲が望ましい政権の移り変わりであると考えました。王は徳をもって国を治めなければならない。武力で天下を取るなど、もってのほかとも考えました。ですから、戦争自体、武力自体を嫌っていました。

そんななかで、文化的には後進国であった秦が、法家の説くところを足場として、戦争のやり方と近代化政策をつくり、見事に成功させました。そして、中国で最初の統一国家をつくりました。

そのうえ、国によって異なっていた文字を統一し、度量衡も統一し、統一国家ならではの偉業も達成しました。しかも、あろうことか儒教の経典を焼き捨て、逆らう儒教の学者を穴埋めにしてしまいました。焚書坑儒を行なったわけです。

ところが、漢代の文帝の頃に文芸復興の兆しが起こり、董仲舒《とうちゅうじょ》が古典のテキストを読む必要性を説き、五経博士を置いて儒学研究を行なわせることを献策しました。

それを受けて武帝は儒教を国教と定め、国家体制に組み込みました。それとともに、儒教経典を一字一字、文字の意味を正しく解釈していこうとする訓詁《くんこ》学が発達することになります。

その後、時代は三国（魏・呉・蜀）時代、晋、南北朝（宋・斉・梁・陳）へと移っていきます。こうした時代は、政治不安が長期化し、儒教はふるわなくなり、代わって仏教と道教がもてはやされるようになりました。

仏教には、鳩摩羅什（四・五世紀）が出て、膨大な仏典を翻訳し、禅宗の祖である達磨（六世紀）も、この時期に活躍しています。儒教のほうは、貴族を中心に老荘思想が流行し、儒教経典である『易経』が老荘思想を混ぜて解釈されるようになりました。

○周敦頤を生んだ北宋の時代

さらに唐の時代になると、李白（詩仙）、杜甫（詩聖）、王維（詩仏）、孟浩然「春暁」、高適（辺塞詩人）、韓愈、柳宗元、白居易（字は楽天）など多くの詩人が活躍します。

中宮定子《ちゅうぐうていし》が、雪の日に「香炉峰の雪は、どうなっているか」と問いかけたところ、清少納言が、白居易の詩句のとおりに簾《すだれ》を高く巻き上げた。そのように『枕草子』に書かれています。それくらいに、日本でも白居易の詩が読まれたということでしょう。

仏教の中国化が禅宗と浄土宗を中心にいっそう進み、経典を求めてインドに留学した玄奘（三蔵法師）が『大唐西域記』を著しています。この時期、道教が皇帝に取り入り、大規模な仏教弾圧を行なわせました。

九〇七年に唐が滅亡したあと、五代十国の戦乱の時代となりますが、趙匡胤が宋を建国します。しかし、北方の遼、東北の金からたびたび侵攻され、北宋は苦境に立たされます。

そんななかで、深く世界観や歴史観を探求する動きが北宋の漢民族の士大夫の中に現われます。それは、訓詁の学となった儒教を読み深めるという作業につながり、儒教の革新運動となりました。それをはじめたのが、周敦頤であり、程顥《ていこう》、程頤《ていい》といった周敦頤の弟子たちでした。

やがて北宋は、金に滅ぼされ、南に逃げて宋（南宋）を再建し、その南宋に朱熹（朱子）が現われます。そこで大成したのが宋学（朱子学）です。宋学は、儒教に真理を哲学的に探求する「性理学」の要素が加わったという見方もあります。

宋学になって初めて儒教は、仏教・道教とともに歩むことができる宇宙論をともなった宗教となったという見方もあります。その儒教は、朱子学となることにより朝鮮と日本に大きな影響を与え、東アジアの封建社会に共通する家族を単位とする道徳となっていきました。

○漢民族最大の惨劇「靖康の変」

北宋滅亡には、倒した金の側に立った見方もあります。その見方からすると、北宋にも悪いところがあったようです。しかし、金のやりかたはひどいということはまちがいありません。

北宋滅亡のきっかけとなった金の攻撃と、北宋の皇帝と妃を含む数千人が捕虜として連行されたことは、漢民族最大の惨劇の一つとされ、とくに「靖康の変」と呼ばれています。唐が滅亡した直後に、契丹が独立して建てた国が「遼」です（九一九年）。その遼の支配下には女真族がいて、その女真族が独立して「金」という国を建てました。国土に砂金の取れるところを含んでいたので、金という国名になったといわれています。

北宋は漢民族の国であり「夷をもって夷を制す」ということで、その女真族の金と同盟を結び、遼を挟撃しました。挟撃といっても、金は大打撃を与えたものの、宋の攻撃はそれほどたいしたものではなかったようです。そのことにより、遼は急速に力を失っていきました。

ところが、それを良いことにして、宋の政府はしばしば金に対して条約違反を行なうようなことをしたようです。金の内紛を助長したことも、金の軍隊に奇襲攻撃を仕掛けたこともあったようです。

宋は、中華をもって任じていたので、周囲の諸民族に毎年朝貢をさせ、その何倍もの金品を周囲の諸民族に贈っていました。その中華から諸民族への贈り物を歳幣《さいへい》といいます。歳幣には、国家間の条約のようなものもあったようです。

ところが宋は、約束しただけの歳幣を支払わないこともあったようです。宋の政府の度重たる背信行為に腹を立てた金は、一一二五年、宿敵の遼を打ち倒しました。このとき金は西夏と同盟を結んだという説と独力で打ち倒したという説があります。

その余勢を駆って北宋に進攻し、翌年の靖康元年（一一二六年）、北宋の首都開封を陥落させました。金は、北宋の皇室の財宝を略奪し、欽宗とその父親の徽宗《きそう》、妃を含む皇族など数千人を捕虜にし、自国へと連行しました。そのときに連行された宋の四歳から二十八歳までの皇女は、その後そうとうにひどいめにあったようです。

約一五〇年間続いた北宋は、ここで壊滅しました。欽宗は父親の徽宗とともに金に連行されたのですが（二帝北行）、弟の康王は、たまたま外出していたので難を逃れ、無事でした。数千人も連行されたにもかかわらず、残った臣下もいて、その遺臣たちが康王を帝位につけ（南宋初代皇帝・高宗）、宋の王朝を再興しました。

○南に逃れても漢民族は故郷「中原の地」を諦めたわけではなかった

南宋の高宗が帝位に就いたのは、現在の河南省（黄河の南）の商郎でした。ですから、いきなり南に逃れたわけではないようです。その後も金の軍隊の進攻が続き、南宋はじりじりと南に逃れ、ついには北半分を金に奪われることになりました。

この時の事変を「靖康の変」といいますが、実際は、金が北宋に攻め込んで首都を陥落させ、二帝と妃、王族など数千人を捕虜にして連行しただけであり、このときに北宋の領土を半分奪ったということではなかったようです。

金の侵攻により、宋（北宋）はじりじりと南に逃れ、都も南に移し、宋王朝（南宋）を再興します。再興される前も後も、正式名称は宋です。しかし、紛らわしいので、再興される前を北宋、再興された後を南宋と呼ぶようになりました。

南宋の都は臨安にあったのですが、いずれ漢民族の故郷である「中原の地」を奪回するという悲願をこめて、当時の人たちは行在《あんざい》と呼びました。

「中原の地」は、漢民族にとって独特の響きがあります。それは、黄河中流域の平原地帯を指します。その平原地帯で、中国文明が興ったのです。現在の河南省、山東省、山西省の大部分と河北省、陝西《せんせい》省の一部です。

宋の時代に「中原の地」で発展した漢民族が南に追われて移動したためお客様になったということから「客家」という一族も生まれました。

皇帝の一時的な宮殿のことを「行在」といいますが、「行」の読みである「あん」は唐音で、「とても」とか「非常に」という意味があります。行宮《あんぐう》、行在所《あんざいしょ》、御座所《ござしょ》、頓宮《とんぐう》とも呼ばれています。私の祖先でもあり、周敦頤の子孫でもある周家も、南宋でその都を「行在」と呼んだに違いありません。ちなみに、「非常にきれい」のことを客家語で「あんちゃん」といいます。

南宋が再興されてから約一五〇年後に、モンゴルにより南宋も金も滅亡させられ、吸収されてしまいますが、そのどこかで、私たち周家は、おそらく南に逃れて客家になったのだろうと思います。

宋王朝は、北宋から南宋へとかろうじて命脈を保つことができたのですが、最初の数年間は、金との対応に迫られて、内政にまで手が回りませんでした。その内政の空白状態のときに、宋王朝の収奪に苦しめられてきた地方の農民たちが暴徒と化し、南宋各地で激しい暴動を起こしました。

○南宋各地で暴動が起こり、暴徒の巣窟と化した福建省で朱熹が産声を上げた

この時期の南宋各地での暴動のそもそもの発端は、北宋の第八代皇帝の徽宗《きそう》にあったのかもしれません。この皇帝は、書画に優れ、北宋最高の芸術家の一人です。しかし、政治的にはあまりよくなく、民は悪政と皇帝の書画や庭園などへの無駄遣いに苦しみました。

中国の「四大奇書」の一つに『水滸伝』があり、その主人公は宋江です。その宋江の乱が、北宋の第八代皇帝の徽宗の時代に起きます。『水滸伝』は、北宋の時代に実際にあった「宋江の乱」をモデルに、明代に書かれた歴史小説です。

北宋は、周囲の遼にも金にも西夏にも朝貢をさせ、その何倍もの歳幣を毎年贈っていました。そうして歳幣を増やすことで、さまざまなことを乗り切っていたため、財政は常に逼迫していました。それを民への重税でまかなっていました。

周の文王が知ったら、さぞかし嘆き悲しまれたと思いますが、それくらいに皇帝の徳が落ちていたのでした。それが積もり積もって南宋の時代に爆発し、いまの福建省のあたりは、暴徒の巣窟と化しました。ちょうどそのとき、福建省で朱熹が産声を上げました。

南宋は、江南の豊かな経済力と、その後の金の軍事力の弱体化に助けられ、一五〇年ほど続きました。その後、金も南宋もモンゴル帝国に滅ぼされ吸収されてしまいました。南宋の漢民族は、中原に戻ることはできなかったのです。

○元の時代から明の時代へ

モンゴル人による元王朝（一二七一－一三六八年）では、一時、科挙が停止します。そのこともあって、儒教はふるわなくなったわけですが、より根本的には儒教が漢民族のものであったからでしょう。元朝は、もちろんモンゴル人第一主義であり、当然、相容《あいい》れないわけです。

しかし、その元が滅び、明の時代（一三六八－一六四四年）になります。明朝は漢民族が支配する国です。儒教国家が再建設され、宋学は、国学としての地位を揺るぎなきものとし、科挙でも宋学に重きが置かれるようになりました。

それらのことにより、官制宋学は柔軟性を失い、またしても形骸化してしまいます。そこに、朱熹の学説から出発し、それを批判的に乗り越えようとする王陽明の陽明学が興ります。

陽明学は、宋学の性即理に対して心即理を説きます。その心即理が、行動重視の知行合一につながります。

宋学は、道理を知り、しかる後に行なうということで、行なうまでにしばらくの時を必要とします。そうではなく、善である心の本体に従って即行動せよというのが王陽明の主張でした。

政治学者の丸山真男元東大教授は、儒教を「スタティック（静的）」と批判されたようですが、陽明学はその儒教の弱点を打破しようとしたのかもしれません。

やがて陽明学は、行きすぎた行動主義ともいえる傾向になり、人心が離れていきました。陽明学がこの時期に行きすぎた行動主義の傾向を帯びるようになったのは、宋学が観念論の傾向を強めたことと無関係ではなかったように思われます。

宋学は観念論の傾向を強めたことで、そして陽明学は行動主義の傾向を強めたことで、ともに人気を失うことになったのかもしれません。そのことにより明朝の末期には、実証的な研究を重視する学風が生まれました。天下国家よりも、実社会で有用な「経世実用の学」を目指したわけです。その一派は考証学と呼ばれました。

○清の時代

清朝は満州族が建てた国です。私の目から見れば、漢民族の明朝は、祖先の北宋を滅ぼした金の末裔（後金）である満州族によって、またしても滅ぼされたのです。いずれにしても、中国全土を支配する民族が変わったわけですから、明朝末期から清朝の初期の頃までは政治的動乱の日々が続きました。この時期に、考証学派は勢力を伸ばしました。天下国家より実社会で有用な学問として時代のニーズに合っていたからでした。

清の時代になってしまうと、宋学の「華夷の別」は封印しなければなりません。満州族が支配する国で、満州族は野蛮な「夷」であり、文化的に進んだ「華」と区別されなければならないとは、到底言えないわけです。

この時期、ヨーロッパでは科学文明が発達し、大航海時代（十五世紀半ば～十七世紀半ば）ということで、世界各地に出て行くことになりました。最初の頃は貿易などを行なっていたのですが、やがて世界各地にそれぞれの国の植民地を持つようになり、ヨーロッパが世界史に大きく登場します。

清の時代の中国は、そのヨーロッパの科学的な知識を取り入れることは少なく、社会変革に向かうこともありませんでした。清朝は、やがて儒教の大編纂事業を行なうことにより、漢民族の不満を押さえ込むとともに、モンゴル人批判に対しては容赦のない弾圧を加えました。

頭髪をひとつに束ねて背中に長く垂らす満州族の風習である弁髪を、漢民族にも強制しました。そのことに何の抵抗も示さず、こともなげに弁髪に馴染んでしまう漢民族を、魯迅は嘆き、阿Qという主人公をつくりあげて『阿Q正伝』を書き上げたのでした。

中国に布教にやってきたキリスト教の伝道師はイエズス会士でした。イエズス会の伝道師は、それぞれの国の文化を尊重します。実際には「上から目線」なのかもしれませんが、露骨にそのような態度をとることはありません。

明朝末期に中国に入ったマテオ・リッチは、儒学者の衣服をまとい、中国語と中国文化を懸命に学んだので、中国人の知識階級の人たちに好ましい印象を与えたようです。

清代に入ると、康熙帝がカトリックに布教の自由を与えました。イエズス会士は、天文学、数学、暦法に豊富な知識をもっていたので、皇帝はそれらを取り入れました。

イエズス会士は、中国の知識人階級は儒教を信じ、一般庶民が道教と仏教を信奉していると分析したようです。祖先の位牌の前で香を焚いて祈るというのは、中国の人々の生活から切り離すことができないものであることも理解したようです。そのため、カトリックに改宗したあとも、それらの儀式を行なっても差し支えないと、イエズス会士は主張しました。

その頃になって、ドミニコ会やフランシスコ会も、中国に宣教師を送り込むようになりました。彼らは、中国の事情を考慮せず、ヨーロッパのやりかたを強制したため、最終的には追放されてしまいます。

そのことで、カトリック内部に大論争が起こり（典礼論争）、教皇クレメンス十一世は、儒教の習慣を続けることはカトリック教会への脅威になりうると判断し、ドミニコ会やフランシスコ会の考え方が正しいとの裁定を下したのでした。

その後の教皇も、教皇クレメンス十一世を支持し続けました。そのため、イエズス会は解散させられるかもしれないという事態になりましたが、その後に「カトリック教徒であっても儒教の祭りに参加することができる」「カトリック学校であっても孔子の像を掲げることはかまわない」など、儒教を緩和する方向に舵が切られました。

○中国社会の後進性が明らかになり洋務運動がはじまる

清という国は、伝統的な中華思想の上にモンゴル人が君臨するという、いびつな国家体制です。そのため、諸外国との外交がこじれやすく、世界の変化から取り残されていきました。アヘン戦争は、もちろんイギリスが悪いわけですが、中国が時代に取り残されていたことも大きな原因の一つではなかったでしょうか。

それに、この時期に儒教の聖典である四書五経が単なる古典レベルにまで引き下げられたことも、間接的ですが、大きな原因の一つになったのではないでしょうか。四書五経に、生命や生き方など根本を問うということがなくなってしまったのです。

十八世紀になって、中国社会の後進性が誰の目にも明らかになってくると、清朝の官僚たちが洋務運動をはじめます。洋務運動とは、儒教的な価値観を守り、西洋の技術のみを用いるというものです。

しかし、そのようなことをしても、もうどうしようもないところにまで中国は転落していました。この時期の儒教は、実効性を失ってしまったばかりか、中国の民衆を束縛する封建的な理念になってしまっていたのです。

そのことを文学によって痛烈に批判し、きびしく告発したのが宋学の端緒を切り開いた周敦頤の子孫である魯迅でした。

○帝国主義の時代

アヘン戦争、アロー戦争に敗れた中国は、洋務運動をスローガンに、西洋技術の摂取に取りかかりました。しかし、それでも思うように国家体制の近代化をはかることはできず、日清戦争に敗北します。

さらに義和団事件にも敗北し、客家で医師の孫文が三民主義（民族独立・民権伸張・民生安定）を掲げて辛亥革命に勝利します。その後、軍閥の袁世凱に実権が移り、中国は軍閥による半植民地状態に陥ります。

第一次世界大戦後のベルサイユ条約で、日本は中国に対華二十一カ条を押しつけ、北京大学を中心に反帝国主義運動である五・四運動が巻き起こります。

孫文の辛亥革命、中国共産党の革命運動、雑誌『新青年』などで、儒教は二千年にわたる専制政治の精神的支柱にほかならないと批判され続けますが、民衆の生活の中には、儒教は道教とともに根を下ろし続けました。衰退したのは、仏教と政治理念としての儒教でした。

プロレタリア文化大革命では孔子廟が破壊され、毛沢東は「批林批孔」を政治スローガンとして掲げました。林彪と孔子を批判したわけですが、これはじつは周恩来を失脚させるためものでした。

しかし、失脚したのは毛沢東と四人組であり、宋学の端緒を切り開いた周敦頤の子孫である周恩来は無事でした。周恩来は、客家の鄧小平の後ろ楯となって、中国の改革開放経済を準備し、今日の中国経済の繁栄の礎を築きました。

○生活水準も教育水準も台湾のほうがはるかに高かった

この章の最後に、第二次世界大戦後の台湾の様子について述べておくことにします。

一九四五年八月、日本が連合国に降伏して台湾から去りました。代わって蔣介石の国民党軍と官吏が、台湾に上陸しました。このときより、教育水準の低い軍と腐敗役人による横暴が、台湾全土を支配し、経済の大混乱が起きることになりました。

国民党軍がやってきて最初に気づいたことは、大陸（中国）よりも台湾のほうが、生活水準がはるかに高いということでした。下水道が完備した近代的な都市生活を、国民党軍の多くは、台北で初めて目にすることになったわけです。

次に、教育水準、道徳水準についても、大陸（中国）よりも台湾のほうがはるかに高かったのです。大陸からやってきた軍人も役人も、当然のように金目のものを、自分の懐に入れたりしていたそうです。

そのようなことで、台湾の統治がうまくいくはずもなく、コメの価格が三カ月で六十倍にもなりました。その事態を解決するために、紙幣を増刷するという愚策により、経済は大混乱となりました。

台湾の知識人や有力者は、台湾省行政長官公署（陳儀長官）に訴えましたが、回答のないままうやむやにされました。そのため、台湾各地で自治組織が築かれることになりました。そんななかで、「闇タバコ売り傷害事件」が起きたのです。

○機銃掃射による無差別大量殺戮により「二・二八事件」勃発

タバコを闇で売ることはよくないことですが、戦後すぐのことですから、どの国でも、それくらいのことはやっていました。それを、複数の警官が横暴に摘発したという説と、銃殺刑にしたという説があります。とにかく発端は、そういうことだったのですが、それからがとんでもないことになります。

この蛮行に対して市民の怒りが爆発し、翌日の二月二十八日（一九四七年）に、大挙して専売局につめかけ抗議をしました。さらに行政長官公署にも抗議しようと移ったそのとき、突然、機関銃による機銃掃射（連射・速射により、なぎ払うように撃つ）がありました。

機銃掃射は、公署の屋上からでした。待ち受けていたわけです。抗議に押しかけた市民は、もちろん丸腰です。この無差別機銃掃射により、市民には多数の死傷者が出て、あたりは血の海となりました。

陳儀・行政長官は即座に戒厳令を布告しましたが、その間にも台湾人と大陸から来た人々との対立が激化し、台湾人の怒りが全土に広まりました。明けて三月一日、台北の有識者、有力者は、事態収拾に向けて戒厳令の解除、処理委員会の設置を求めました。陳儀・行政長官は、それを了承しました。

しかし、このとき陳儀・行政長官は、密かに大陸にいる蔣介石に援軍を要請していました。陳儀・行政長官の了承は、援軍到着までの時間稼ぎだったのです。

○国民党軍の援軍が到着し、不当逮捕、投獄、処刑が長く続いた

三月八日、蔣介石の援軍約一万一千名が台湾に到着。再び戒厳令が発布され、有力者、知識人の逮捕・殺害、住民の殺戮などが繰り返されました。それは、本当に凄まじいものだったので、台湾人はびっくりし、怖じけづいてしまったようです。そのため、三月下旬に台湾人による抵抗運動は終息してしまいました。

しかし、それで終わったわけではありません。その後に、国民党軍が支配する警察による戸籍調査がありました。戸籍調査は名目で、各家庭をくまなく調べ、少しでも不審なところがあれば容赦なく逮捕したのです。

そうして投獄されたのはまだマシなほうで、処刑などもずいぶん行なわれました。

生活水準も教育水準も道徳の水準も劣っている者たちが、彼らよりはるかに水準が高い者たちを統治するという光景を思い描いてみてください。このときの台湾は、まさしくそのような状態でした。

国民党軍の立場からすれば、まだ大陸で共産党軍と戦っている最中だったので、優秀な将兵は、そちらにまわさなければなりません。台湾にやって来たのは、国民党軍のなかでも、あまり成績のよくない人たちでした。ほとんど教育を受けていない土匪あがりの人たちも多かったようです。

統治の仕方があまりにもひどいので、ジョージ・カーが本国に報告し、台湾の悲惨な情況を知ったアメリカは、蔣介石に非人道的行為をやめるように警告しました。それを受けて、蔣介石は、陳儀・行政長官を罷免し死刑にしました。しかし、ひどいやり方は変わりませんでした。当時の国民党軍としては、それ以外のやり方はなかったのかもしれません。

自由と民主を求める台湾人の不当逮捕、投獄、暗殺が、その後も長く続きました。

○中国共産党に敗れた蔣介石が台湾に逃げてきた

一九四九年、蔣介石の国民党政府は中国共産党に敗れました。蔣介石は南京を脱出し、息子の蔣経国とともに台湾に逃れ、台北を中華民国の臨時首都としました。このとき、すでにアメリカは蔣介石の国民党政権の無能ぶりを熟知していて、厳しく批判していました。CIAは、このままでは一九五〇年中に台湾も共産党の手に落ちると予測していたという説もあります。

台湾では、蔣介石が逃げてくる半年ほど前の一九四九年五月二十日に、改めて戒厳令を発令しました。これが一九八七年まで続きます。二・二八事件が起きた一九四七年二月二十八日の戒厳令から数えると四十年に及ぶ戒厳令ということになります。これは世界最長の戒厳令です。

戒厳令とは、行政と司法のすべて（あるいは一部）を軍隊の権力下に移行させ、軍隊に独裁権力を与える非常時の統治形態です。台湾では、密告におびえ、何もしていないのに逮捕されたり、暗殺されたりする非常時が四十年間も続いたのです。

○朝鮮戦争勃発によりアメリカと台湾が東西冷戦下における同盟国に

一九四九年にトルーマン米大統領は、台湾への不介入方針を発表したのですが、事態が急変します。朝鮮戦争が始まってしまったのです。

北朝鮮および中ソが朝鮮半島の南下に成功し、台湾も中国共産党の手に落ちれば、朝鮮海峡と台湾海峡の両方が押さえられてしまいます。その結果、東西冷戦の構造が激変し、中ソが圧倒的に有利になってしまいます。

トルーマンは、台湾不介入声明を撤回し、第七艦隊を急派しました。そうして、中華民国とアメリカは東西冷戦下における同盟国として、しばらくはよい関係を保ちます。

それが破綻したのは、一九七一年七月です。ニクソン米大統領が、中華人民共和国を「中国を代表する国家」として承認したのです。ソ連を牽制し、北ベトナムも牽制し、ベトナム戦争を早期に終わらせるためでした。

それから二十年近く経た一九九二年二月、台湾の李登輝総統が二・二八事件で亡くなられた遺族を弔《とむら》いました。それに先立ち、二・二八事件の再審査を行ない、膨大な調査報告書を作成しました。

李登輝総統も客家の方です。台湾語は流暢ですが、客家語はうまくないらしいです。私も同じです。子どものころに聴き覚えた客家の言葉だけしか話せません。

第三章

台湾から見える日本――儒教の受容と変遷

○客家語と日本語の発音はなぜ似ているのか

台湾の中時電子報によると（二〇一七年七月十二日）、「客家基本法」の修正案が可決され、客家語が台湾の公用語になる可能性が高まっています。

台湾の蔡英文・現総統は客家であり、頑張ってほしいところです。しかし、思わぬところから批判が出ています。「阿里加多（ありがとう）」「摩西摩西（もしもし）」「斯里麻生（すみません）」など、「客家語認定語彙データベース」には、日本語が由来と思われる語彙が多数混入しているというのです。

日本の漢字音の多くは、唐代と宋代に伝来しました。唐代と宋代のころの漢字の発音は、古音です。その後、中国は北方民族が支配する国になり、漢字の発音が激しく変わりました。そんななかでも、客家は客家語の発音を守り、古音を残しました。そのため、現在の日本語と客家語は、漢字の発音に似たものが多いのです。

また台湾は、一八九五年から一九四五年まで、じつに五十年間にわたり日本の統治下にありました。その後、日本語が北京語に変わりましたが、日本語の語彙がすべて消えてしまったわけではなく、数多く残りました。それらが日本語由来だと知っている人は徐々に減ってきています。そのことも今回の「客家語認定語彙データベース」に影響しているのかもしれません。

それに、台湾の人々は基本的に日本びいきなのです。東日本大震災のときも、台湾から日本へ多額の寄付金、膨大な救援物資が送られました。日本在住の台湾の人々も熱心に救援活動をしました。

○儒教経典が日本に伝来したのは応神天皇の頃

『古事記』と『日本書紀』の説くところによると、儒教経典が日本に最初に入ったのは、応神天皇の時代の二八四年のようです。百済《くだら》の使者が持ってきて、そのまま朝廷に仕えたようです。その翌年の二八五年に、百済の王仁《わに》が『論語』十巻と『千字文』一巻を献上し、同じようにそのまま朝廷に仕えました。

そのほかにもさまざまな説があり、二八四年以前に儒教経典が日本に入っていた可能性もあります。

応神天皇の皇子は、王仁に師事し『論語』を学びました。大きくなって、兄弟のどちらかが天皇にならなければならなくなったとき、たがいに譲りあったそうです。これは、おそらく儒教の影響でしょう。王位を譲りあう日本で最初の「禅譲」であったのかもしれません。結局、兄の皇子が即位をして仁徳天皇になりました。

仁徳天皇は、民のかまどの煙が少ないのを見て、課役を三年間免除しました。そのことにより民は豊かになったので、仁徳天皇は喜び「朕はすでに富めり」と言ったそうです。

これとそっくりの話が『論語』の顔淵篇にあります。継体天皇（二十六代）の時代になると、五経博士が来日します。五経博士とは、儒教の五経を教える官吏のことです。五経博士の来日は、五一三年と五一六年、それに欽明天皇（二十九代）の時代の五五四年です。

○唐と儒教の大きな影響を受けて大化の新政

六〇三年に聖徳太子・蘇我馬子らは「冠位十二階」を定めます。冠位十二階のそれぞれの名称は儒教からきています。「徳・仁・礼・信・義・智」に、それぞれ大小がつき、十二となっています。

「仁・義・礼・智・信」は五常とも五徳とも呼ばれ、儒教で説く五つの徳目のことです。翌六〇四年には「十七条憲法」が制定されますが、その第一条は有名な「以和為貴」です。これは『礼記』と『論語』の「礼之用、和為貴」によったものでしょう。

大化の改新により、日本は氏族国家から中央集権の封建国家へと大きく変わりました。そのほとんどは唐を真似たものでした。唐の国家理念は儒教なので、日本も儒教の大きな影響を受けたといえるのではないでしょうか。

聖徳太子は、南淵請安《みなぶちのしょうあん》、高向玄理《たかむこのくろまろ》、僧旻《みん》を中国に派遣しました。派遣された南淵請安らは三十年近くも中国にとどまり、とくに儒教の学習に力を注ぎました。その後、帰国すると、南淵請安は中大兄皇子、中臣鎌足に儒教を教えました。その中大兄皇子（後の天智天皇）と中臣鎌足（藤原鎌足）が中心になって、大化の改新を進めたのでした。

乙巳《いっし》の変によって、蘇我入鹿を暗殺し、蘇我蝦夷を自殺に追い込んだ中大兄皇子は、孝徳天皇を即位させ実権を握りました。そうして、土地の私有制を廃止し（公地公民）、唐の均田法に倣って田を授け、租・庸・調の統一的税制を実施し、中央集権的体制へと舵を切りました。

○蘇我蝦夷は遣唐使を何度も派遣、蘇我入鹿は東アジア情勢を熟知

近年、蘇我蝦夷、蘇我入鹿が居を構えていた甘樫《あまかし》の丘の発掘調査が進み、父の蝦夷、子の入鹿の家はともに要塞のような邸宅であったことがわかりました。まわりには柵がめぐらされ、火災に備えて水槽も置かれ、門には武器庫があり、常時護衛が警戒していたようです。さらに甘樫の丘は、都を見下ろす位置にあり、天皇の住居も眼下にありました。

そういえば、六四三年に蘇我入鹿は「紫の最高位・大臣《おおおみ》」となり、外交・財政を一手に担うまでになりました。

皇極天皇の時代に、蘇我蝦夷、蘇我入鹿父子は、すでに朝廷の実権を握っていて、蘇我

蝦夷は遣唐使を何度も派遣して、唐の文化を積極的に取り入れていました。蘇我氏は開明派であり、東アジア情勢をよく承知していました。蘇我入鹿は日本と百済の関係を見直し、新羅《しらぎ》や高句麗とも外交を結ぶべきだという「等距離外交政策」を立案し、遂行しようとしていました。

ところが、次期天皇と目されていた山背大兄皇子の反対にあいます。そのため、山背大兄皇子を襲撃して殺害します。そのことにより、聖徳太子一族が滅んでしまいました。蘇我氏の権力はますます強大になりました。乙巳の変が起きたのは、そのような情勢のときでした。

○白村江の戦いの大敗で倭国は日本を強く意識するようになった

蘇我入鹿が殺害されたあと、日本は百済一辺倒の外交に戻り、そこから六六三年白村江の戦いまでは一直線です。ところが白村江の戦いで、倭軍は大敗してしまいました。初めての海外での大敗でした。追撃され、唐と新羅による倭国の軍事占領も十分に考えられました。しかし、倭国は、白村江の戦いの後、唐とも新羅とも国交を回復しました。

近年、『日本書紀』を書いたのは藤原不比等であるということがわかってきました。藤原不比等は中臣鎌足（＝藤原鎌足）の次男です。

白村江の戦いに大敗したのは、倭の五王がそれぞれに戦ったからでした。対する唐と新羅の軍は、指揮系統が一元化されていました。倭国が海外の相手と戦うためには、「倭の五王」などと言っていてはいけないのです。中央集権国家をつくり、軍の指揮系統を一元化する必要があったのです。

白村江の戦いの大敗は、倭国が日本を強く意識する契機になりました。「大化の改新」の目的は、中央集権国家に向かって法秩序を整備することにありました。それを、大した危機的情況もないなかで構想し、実施することはできるでしょうか。藤原氏に好印象をもたせるために、大化の新政を乙巳の変直後にまで前倒しにして『日本書紀』を書いた可能性は十分にあると考えられます。

いずれにせよ、大化の改新ないしは大化の新政が、唐と儒教の大きな影響を受けていることは確かです。『近江令』（六六八年）、『飛鳥浄御原令』（六八一年）、『大宝律令』（七〇一年）、『養老律令』（七一八年）も唐の律令を参考にしたものです。これらの律令にも儒教の大きな影響があったといってよいでしょう。

○江戸時代以前の数世紀、儒教は仏教に押されっぱなしでした

奈良時代から平安時代にかけて、儒教は朝廷や貴族に受け継がれ、徐々に日本化していきます。しかし、この時期、日本の庶民にはまったく広まらなかったようです。日本は儒教そのものを受け入れたわけではないのです。

五経博士は平安中期以降は世襲となり、五経博士以外が『論語』を講じることはありませんでした。そのため江戸時代以前の数世紀、儒教は仏教に押されっぱなしでした。庶民への影響力は、比べ物にならないくらいに仏教のほうが大きかったといってよいでしょう。それに、儒教思想の伝播は仏教僧が布教活動の合間に行なうことが多かったことも、儒教が庶民の中に広がることの足かせとなっていました。

○宋学が日本に到達したのは鎌倉時代

周敦頤が端緒を開き、朱熹が大成した宋学は、中国においては儒教、仏教、道教の三教

並走時代に終止符を打つことに成功しました。宋学は宇宙論とも言うべき哲学体系と思弁性を備えることで、中国封建社会後期の統治理念となったのです。

その宋学が鎌倉時代（一一八四年‐一三三三年）に日本にもたらされました。日本と中国との国家レベルでの交流は一時中断されますが、僧の往来はかえってひんぱんになります。中国から日本にわたる僧が多くなり、日本から中国にわたる僧も多くなります。仏教レベルでの両国の関係はより密接になっていったのです。

そんななかに玄慧《げんえ》法師が現われます。玄慧は、仏教の天台宗と禅宗に深く通じているとともに、宋学もよく研究していて、朱熹を尊敬し、信頼していました。玄慧は漢唐の経学を宋学の理学に変え、朱熹の学問をその深層で受け止め、日本宋学の嚆矢《こうし》となりました。

玄慧は、後醍醐天皇にご進講したこともあり、これが建武の新政（建武の中興）に大きな影響を与えます。後醍醐天皇も楠木正成も宋学の大きな影響を受けて、建武の新政に臨んだとしか考えられません。

後醍醐天皇は、どんなことがあっても天皇親政でなければならないと考えていました。楠木正成は負けるとわかっていても後醍醐天皇のために戦い、「七度生まれ変わって朝敵を滅ぼしたい」と、弟の楠木正季《まさすえ》と誓い合い、刺し違えて今生を終えます。

この時期の後醍醐天皇と楠木正成の行動に首をかしげる人は、宋学が何を語っているかを思い起こしてください。

○幕末の激動、攻めるも守るも儒教、朱子学、陽明学

アメリカのペリーやロシアのプチャーチンらが来航し、通商を求められ、江戸幕府は戦っても勝ち目はないと判断して諸外国ときわめて不平等な通商条約を締結しました。名目的にも実質的にも開国に踏み切ったわけです。

ところが、当時の朝廷は攘夷派の公家の勢力が優勢で、勅許のない調印は無効であると江戸幕府を厳しく非難しました。その朝廷の動きに呼応して、諸藩のなかにも攘夷勢力が台頭するようになりました。

井伊直弼が断行した安政の大獄は、攘夷派の粛清でした。そのなかでもっとも有名なのは吉田松陰です。松陰は儒学者であり王陽明の影響を強く受けています。その松陰が著した『伝習録』は幕末日本の陽明学の入門書でした。

じつは、吉田松陰が強く影響を受けていた本があります。それは、清の思想家の魏源が

著した『海国図志』です。

魏源は中国の新思想の提唱者であり、眠れる獅子であった中国をなんとかして起こそうとした知識人の代表です。当時、イギリスは中国に阿片を密輸出して巨大な利益を上げていました。それに気付いた清の官僚、林則徐は取り締まりを強化しましたが、阿片戦争となり、軍事力で圧倒するイギリスが勝利しました。その結果、五港を開く南京条約が成立します。それでも中国は、阿片の害からは救われました。

魏源は、その林則徐の側近であり、林則徐が阿片戦時下で収集した情報をもとに、東アジアにおける当時の世界情勢を一冊の書物にまとめました。それが『海国図志』です。

魏源はこの書物のなかで、西洋を夷としています。あくまでも中国が華であるわけですから、西洋は夷狄の狄となります。その夷の長技（優れた技術）を師とし、以て夷を制すということで、西洋先進技術を学んで、その技術を活かして侵略を防ごうというわけです。

林則徐は負けるとわかっていても敢然と「夷の長技」に立ち向かい、魏源は「夷の長技を師とし以て夷を制す」と叫ぶのですが、清代の人たちにはあまり響かなかったようです。

魏源の西力東漸の危機感を、きわめて真剣に受け止めたのは日本でした。佐久間象山や吉田松陰が固唾をのんで『海国図志』を読み、佐久間象山や吉田松陰を通して、速やかな体制転換の必要性が日本国内に広まっていったのです。

ですから、「安政の大獄」で真っ先に吉田松陰を粛清したことは、体制転換を食い止めるという意味では正解でした。

○集中砲火を浴びた水戸藩

安政の大獄では、吉田松陰のほかにもおびただしい数の粛清者を出しますが、かなりの人数が水戸藩の人たちでした。なぜ水戸藩の人が大勢粛清にあったのかというと、水戸藩は水戸学を奉じていたからです。

水戸学の基礎をつくったのは、水戸藩第二代藩主・徳川光圀です。黄門さまとして有名です。徳川光圀は徳川家康の孫です。尾張徳川家、紀州徳川家、水戸徳川家は、徳川御三家です。

徳川光圀自身も儒学者であり、藩士はもちろんのこと広く儒学を奨励し、彰考館を設けて『大日本史』を編纂し、水戸学の基礎をつくりました。その水戸学が、幕末において体制転換の火種になっていたわけです。そこで徳川幕府の大老であった井伊直弼が、徳川御三家の一つである水戸藩の前藩主と現藩主および家老二人を含む多くの藩士に、安政の大獄という鉄槌をくだしたのです。

徳川幕府が奨励している学問は儒学です。水戸学の大きな骨子の一つも儒教です。一方、薩摩藩、長州藩、土佐藩、備前藩が中心になって徳川幕府を倒しますが、その倒幕運動の中心となった思想も、儒学、朱子学、陽明学など儒教を中心とした思想です。

守るも儒教、攻めるも儒教というのが幕末から維新にかけてとくに顕著であった思潮です。

安政の大獄では、まず水戸藩の前藩主であった徳川斉昭が永蟄居になります。
水戸現藩主の徳川慶篤は、隠居・謹慎です。
水戸藩家老の中山信宝も隠居・謹慎です。
水戸藩家老の安島帯刀は切腹です。
水戸藩家臣・鵜飼吉左衛門は斬罪（打ち首）です。
水戸藩家臣・鵜飼幸吉は、獄門（はねた首を三日間さらす）になります。
水戸藩士・茅根伊予之介は斬罪です。

○本当にややこしい倒幕派と公武合体派

安政の大獄を断行した井伊大老は水戸藩から報復を受けます。桜田門外の変です。水戸藩に迷惑がかかってはいけないと、水戸藩を脱藩した十七名と薩摩藩士一名が彦根藩の行列を襲撃し、大老井伊直弼を暗殺しました。

その後、幕末の政治は倒幕派と公武合体派が主導権を争うようになっていきます。

薩摩藩の西郷隆盛、大久保利通、小松清廉、長州藩の桂小五郎（木戸孝允）、土佐藩の武市瑞山、公家の岩倉具視などの討幕派は、当初は王政復古と鎖国の継続を構想していました。対する公武合体派（佐幕派）の会津藩、薩摩藩は当初、朝廷と徳川幕府が力を合わせたほうがいいと考えました。

討幕派（尊王攘夷派）が天誅組の乱（一八六三年）、禁門の変（一八六四年）などを起こしたとき、公武合体派は、それを鎮圧しました。この当時は公武合体派であった西郷隆盛を含む薩摩藩が、討幕派を鎮圧したのです。

いずれにしても興味深いことは、討幕派にしても公武合体派にしても、儒教、朱子学、陽明学の強い影響を受けていたことです。

○下関戦争を行なって目が覚めた長州藩

長州藩は下関事件を起こして、朝敵として京都から追放され、国際法に違反して下関戦争を行ない、第一次長州征伐となります。その後は、佐幕派（俗論派）が藩政を握るのですが、高杉晋作などが藩内の佐幕派を打倒し、英国グラバー商会から薩摩藩名義で蒸気船軍艦を購入するなどして武力を蓄え、討幕の構想を練りました。

○玄慧の史学は北畠親房（『神皇正統記』）に受け継がれ、さらに水戸学へ

玄慧の史学は、北畠親房に受け継がれました。北畠親房は『神皇正統記』を著します。『神皇正統記』は二百年近くを経て水戸藩主・徳川光圀の『大日本史』の指導的精神となり、『大日本史』を編集する過程で水戸学を産みます。

水戸史学、水府学、天保学、正学、天朝正学などとも呼ばれていますが、これらはすべ

て水戸学です。水戸学は、全国の藩校で教えられました。

水戸学派の「愛民」や「敬天愛人」などの思想は、吉田松陰や西郷隆盛をはじめ多くの幕末の志士に大きな影響を与えました。

壬生浪士組の初代局長の芹沢鴨も水戸学の強い影響を受けています。水戸藩士であったときに、住んでいる家のすぐ近くに玉造郷校・文武館があり、そこを拠点に「玉造党」がつくられました。尊王攘夷思想の薫陶を受けて育った芹沢鴨は、玉造党に身を投じました。その玉造党は、行動が過激すぎて水戸藩から追われることになり、芹沢鴨は捕らえられ、死罪を言い渡されました。

しかし、赦免されました。拾った生命を何に使おうか。芹沢鴨は、壬生浪士組に参加しました。水戸藩浪士として、なおも尊王攘夷を実現せんとしたのです。その後、水戸藩の玉造党は藤田東湖、会沢正志斎らが大活躍する（水戸）天狗党となりました。

壬生浪士組局長となった芹沢鴨は土方歳三、沖田総司、山南敬助ら近藤勇一派に暗殺されました。局長・芹沢鴨がいなくなった壬生浪士組は、近藤勇局長をいただく新撰組として再建されました。近年、芹沢鴨暗殺には会津藩も関わっていたとの説が浮上しています。

大化の新政では、聖徳太子、中大兄皇子、中臣鎌足にも、蘇我蝦夷、蘇我入鹿父子にも、儒教の強い影響があることをみました。儒教、国学、史学、神道からなる水戸学は、吉田松陰、西郷隆盛にも、芹沢鴨にも、大きな影響を与えていたのでした。

雪霜に　ほどよく色の　さきがけて
　散りても後に　匂う梅が香

「たとえ花が散ったとしても、いつまでも残る梅の香のように、尊王攘夷のさきがけとして私は散っていくが、私の尊王攘夷思想は後世に受け継がれていくにちがいない」

芹沢鴨が、玉造党として投獄され、死を覚悟したときに詠まれた辞世の句です。芹沢鴨は、壬生浪士組内部で暗殺されましたが、尊王攘夷の思想は新撰組の骨子となり生き続けました。

○京師朱子学派、海南学派、海西学派の誕生

江戸時代以降の儒学、朱子学、陽明学の変遷については、多くの書物があり、よく知ら

れています。そのため、ここではあまり知られていないことについて、順次書き記してまいります。

☆藤原惺窩は陸王を排斥せず神道との合一を主張

日本の朱子学の創始者は藤原惺窩《せいか》です。藤原惺窩は、京都五山の相国寺の禅僧だったのですが、儒教の書物を読み、深く思うところがあり、還俗して朱子学を唱えました。

相国寺のみならず、京都五山全体の禅僧に宋学を伝えたのは玄慧です。玄慧は、新儒教ともいうべき宋学（朱子学）を京都五山の禅僧たちに伝えました。そのため藤原惺窩は、いきなり最新の宋学（朱子学）を学んだわけですが、早くもふたつのオリジナリティを出しました。

一つは、朱熹を信奉しながらも、陸象山から王陽明の陽明学に至る陸王を排斥しませんでした。二つ目に、「名はかはり心は一なり」と、神道と儒教の合一を主張しました。

☆林羅山の学問が徳川幕府の官学となり政《まつりごと》にも参与

京都五山の建仁寺の禅僧であった林羅山も禅僧でしたが、宋学に目を開かされ、藤原惺窩に入門します。徳川家康が天下をとり、儒教を大切にしたいと藤原惺窩に申し入れをしますが、藤原惺窩は徳川幕府に勤める気にはなりません。そこで、弟子の林羅山を推挙します。徳川家康は林羅山を気に入り、重用します。

やがて林羅山は、代々世襲で牛耳っていた清原家の経学上の地位を打ち破り、徳川幕府の学政を掌握してしまいます。そのうえ徳川幕府の政にも参与するようになり、律令を定め、林氏の学問が徳川幕府の官学になり、その地位を林家が代々世襲するまでになります。

忠孝については、両方とも実現することが不可能であったときには「軽い方（孝）を捨て、重い方（忠）を取るべき」としています。儒教が「儒」から始まったことから考えれば、これは間違いであるわけですが、徳川幕府にとっては、とてもよい考え方であるといえるでしょう。

そもそもは京都五山からはじまった朱子学なので、藤原惺窩と林羅山は京師朱子学派と呼ばれています。

☆海南学派の山崎闇斎は垂加神道（朱子学＋神道）創立

朱子学と神道を折衷して垂加神道を創立した山崎闇斎は、海南学派と呼ばれています。

藤原惺窩、林羅山、山崎闇斎は神道と朱子学の調和をはかったところが共通していて、その流れを継承したのが水戸学派です。

前期の水戸学派は『大日本史』をつくる過程で儒学思想を吸収しました。後期の水戸学派は藩主・徳川斉昭が弘道館を創設し、敬神崇儒の人材を育成することにより発展します。水戸学派の著名な学者である会沢正志斎は、水戸学派の尊王攘夷思想を幕末の激動期の少し前に頂点にまで押し上げます。全国の藩校が競って水戸学の講義をすることにより、日本全国に広がり、大きな影響を与えるようになったのです。

☆海西朱子学派の貝原益軒は八十五歳のときに『大疑録』で朱子学を批判

貝原益軒《かいばらえきけん》は三十九歳のときに十七歳の東軒と結婚します。奥様は二十二歳年下だったのです。そこで、まず考えたことは「健康で長生きをしなければならない」ということであったでしょう。

医学の勉強もしていた貝原益軒は理論と実践の両面にわたって懸命に努力を重ね、八十五歳まで長生きします。当時としては異例の長寿です。二十二歳年下の奥様は貝原益軒よりも一年早く、六十二歳で逝去しています。

奥様が死んでから自分が死ぬまでの一年の間に、貝原益軒は、朱子学は日本に合わないと『大疑録』を著しました。八十四歳になって、きわめて重要な書物を公にしたのですから、認知症とはほど遠く、健康であったにちがいありません。

貝原益軒（一六三〇 - 一七一四年）は、歴史・地理・博物・医学・教育論などの多くの部門にわたり、すぐれた業績を遺しています。貝原益軒は、経験科学の知識を、古典よりも、書物の教条よりも高いものと見なしていました。その実証的態度、合理的精神には頭が下がります。

貝原益軒は、三十六歳まで朱子学と陽明学を兼学していました。それが「義理純正にして雑ならず」の朱子学一本に絞ったのです。それ以来、四十八年間も朱子学の研究を続け、最後の最後で「理気二元論あるいは理先気後説に納得できなかった。これを排し理気合一論、本質的には気一元論をとなえたのである」と、哲学者井上忠氏は述べておられます。

それはそのとおりなのですが、宋学・朱子学の成立には北方民族と長い国境を接していて、滅ぼされるのは時間の問題だという現実がありました。

周の文王、孔子の時代にはそのような切羽詰まった事態はありませんでした。同じように華夷秩序を述べても、切実さがまったくといっていいほど違っていたのです。このあたりから、日本の朱子学に対する不満や批判を口にする儒学者が古学を筆頭に増えますが、中国の書物を読むだけで、孔子、孟子と、朱熹の本質ともいえる部分の違いに気づく日本の学者の見識の高さに感動を覚えます。

☆朱子学者・室鳩巣に朱子学の創見はないが、社会契約論に近い観点を提出

室鳩巣《むろきゅうそう》は朱子学者ですが、朱子学の範囲内にはこれといった創見はありません。しかし、政治思想では社会契約論に近い観点を提出しています。

「諸道は技術から入ることが必要である」とし、工人の学、商人の学を提唱しました。

☆新井白石には朱子学の書物は一冊もなく西洋の学問を提唱

新井白石は、一介の旗本から六代将軍・徳川家宣の侍講となり、幕政を実質的に主導し、正徳の治を担いました。しかし、八代将軍・徳川吉宗の時代に失脚しました。

京師朱子学派の出身で、漢詩が上手なうえに博学多識で著書も多いのですが、朱子学の書物は一冊もありません。後の儒者は新井白石を経済論の創始者と見ているようです。

幕府に対して、バテレンは禁止しても西洋の学問は禁止しないようにと意見をしていま

す。経済論の創始者であるかどうかは議論の分かれるところでしょうが、日本で西洋の学問を提唱する先駆者であったことは確かです。このような朱子学者もいたのです。

☆木下順庵は優れた人材を育てた

室鳩巣、新井白石は、ともに木下順庵の門下生です。

木下順庵は、徳川家康から三代にわたって仕えた僧天海に見込まれますが、藤原惺窩の弟子松永尺五に師事することを選び、儒学の勉学に励みました。その後、柳生宗矩に従って江戸に出たこともありますが、金沢藩主・前田利常に仕えた後、五代将軍・徳川綱吉の侍講となり、朱子学、古学に磨きをかけ、木門十哲と呼ばれる優れた人材を育てました。

☆富永仲基曰く「誠の道」とは「忠信」「誠」「窮理尽性」「至良知」

そのほか大阪朱子学派というのもあり、そのなかでもっとも特徴のある見解を述べているのは富永仲基です。

日本で行なわれなければならない「誠の道」とは、『論語』の「忠信」、『孟子』『中庸』の「誠」、朱熹の「窮理尽性」、王陽明の「至良知」であると考えました。これらは、儒教精神の核心です。

「大阪朱子学派は、各家を批評総合するところに斬新さがある」と、天理大学の方献洲氏が述べておられます。

☆佐藤一斎の「心体尚虚、事功尚実」

朱子学が専門ですが陽明学にも造詣が深く、門下生は三千人といわれた佐藤一斎は、「心体尚虚、事功尚実」という言葉を残しています。

「心体は虚を尚《たっと》び、事功は実を尚ぶ」とは、心は虚心坦懐であることが大切であり、成し遂げた事は充実していることが大切であるということです。ここまではよく知られているのですが、その後に「(これは)賢者と呼ばれる人にしてはじめてできることなのだ」と続いています。

☆佐久間象山は佐藤一斎の門人となるも講義を受けず独学

佐久間象山は、佐藤一斎の門人となったとき、すでに純乎たる朱子学者であったので、ひそかに陽明学を信奉していた佐藤一斎の講義を受けず、独学していたようです。

佐久間象山は誰よりも熱心に真剣に『海国図志』を読み、その課題を受け止めていました。佐久間象山の主君が老中海防掛に就任したことにより、顧問に抜擢されましたが、そのときに読んだのが魏源の『海国図志』だったのです。佐久間象山は、世界の誰よりも『海国図志』を熱心に、真剣に読み、その課題を受け止めたようです。

ちなみに、佐久間象山の次に熱心に、真剣に『海国図志』を読み、その課題を担い、行動に移したのは吉田松陰ではなかったでしょうか。

佐久間象山は、『海国図志』を踏まえてアヘン戦争で険悪化した清国の事情を研究し、「海防八策」を上梓しました。その直後に、二年ほどでオランダ語を修得し、洋学の知識を吸収しました。その後は、塾を開いて砲術・兵学を教えました。

象山の名声は天下に知れわたり、勝海舟、吉田松陰、坂本龍馬らが入門しました。ペリーが来航するやいなや、愛弟子・吉田松陰に外国行きを勧めました。松陰は即座に海外への密航を企てますが失敗します。このとき象山は、松陰の海外への密航に連座したとして蟄居となりました。その間にも、洋学と儒学の兼修を主張するとともに、公武合体を唱えるようになり、最後は尊王攘夷派に斬殺されました。

人間の「内なる理（倫理）」と人間の「外なる理（物理）」を連続的にとらえることによ

り天人合一の境地に達したのが佐久間象山の朱子学であり、「有用の学」だったと思います。

一方、『海国図志』を読み、密航を企て、投獄された吉田松陰は、獄中で『講孟箚記《こうもうさっき》』をテキストに孟子を講じました。

「志を立つること真ならざれば、名は正学なれども実は曲学にも劣るべし」と孟子が言いました。いまの音楽は素晴らしいと言ったのは、王と民とが楽しみを同じくしているから素晴らしいということです。学問も同じで、義理経済の学はまちがいなく正学ですが、それを学ぶ者の志が正しくなければ曲学にも劣るということです。

○日本の陽明学がはじまる

☆中江藤樹は、わずか四年で日本の陽明学の創始者になった

中江藤樹は、朱子学を信奉していましたが、三十七歳のときに王陽明の全書を得ることができ、すべて読み終わるや陽明学に転じました。

惜しいことに四十一歳で逝去し、陽明学者であったのはわずか四年ほどですが、それでも日本の陽明学の創始者になりました。

☆隠居していた大塩平八郎が二百年ぶりに乱を起こす

大坂東町奉行の与力であり陽明学者でもあった大塩平八郎（本名は大塩中斎。平八郎は通称）は、すでに隠居していましたが、そこに天保の大飢饉が起こり、奉行所に民衆の救援を提言したのですが、拒否されてしまいました。そこで、蔵書五万冊をすべて売却し、救済資金にしました。しかし、それでも足りず、江戸幕府に対して反乱を起こしました。

鎮圧には旗本が出兵したのですが、これが島原の乱以来、二百年ぶりの合戦になりました。

☆西郷隆盛は佐藤一斎の「知は行の主宰」を深いところで受け止めていた

幕末の著名な陽明学者で、倒幕維新のリーダーでもあった西郷隆盛は、佐藤一斎の「知は行の主宰」を深く受け止めています。その意味は、だいたい次のようです。

行をつかさどる知すなわち天道と、知から流れ出た行すなわち地道があり、相和してわれわれを形成している。

知って行なわなければ真に理にかなった行とはいわず、行なって知をためさなければ、真に知ったとはいえない。

知と行は二つにして一つであり、一つであるが二つでもある。

☆日本の陽明学者には西洋近代の自然科学を吸収しようという特徴がある

日本の陽明学および陽明学者には、王陽明の実行と実効を重んじる思想と、朱熹の「格物窮理」の理論とを結合させ、西洋近代の自然科学を積極的に吸収しようという明らかな特徴があります。

「格物窮理」とは、万物の理を極めた果てに究極的な知識に達し、「理」そのもののような人間になりきることです。それは、朱子学における「修己」の目標でもあります。

私の曾祖父は、間違いなくその意味で儒学者であり、宋学者でもあったと思います。だからこそ、あの時期に子どもすべてを西洋医にしたのでしょう。

☆「知行合一」と「心即理」は、密接に関連している

王陽明の「知行合一」と「心即理」は、密接に関連しています。

また「知行合一」は、具体的には封建道徳規範の実行を強く求めることです。わかっているけれどもできない、というようなことがあってはならないのです。

それとともに、「知」はそのまま「行」であるので、一念が芽生えると同時に行動を起こして、問題を未然に防ぎましょうということです。

☆「鏡面のような心の状態」になると「心即理」

「一念が芽生えると同時に行動を起こして、問題を未然に防ぐ」ということを理屈として理解するとわかりにくくなります。

このように言えるようになるには、鏡面のような心の状態になることが前提です。その「鏡面のような心の状態」が「心即理」です。

陽明学は、王陽明の意図に反して、まるで反体制の思想のように思われることがあります。それは、「鏡面のような心の状態」になることができていないにもかかわらず、思ったことをすぐに行なうからです。

極端に言えば、妄念をそのまま実行するということもなくはないわけです。ですから、朱子学を充分に理解できていて、心の状態をある程度鏡面にできるように修養を積んだ者にのみ、陽明学を教えたということもあったようです。

○日本人の読解力の高さを示した古学

古学は、朱子学、陽明学の解釈によらず、直接「論語」「孟子」などの経書を研究し、真意をくみ取ろうとする日本で生まれた学派です。

山鹿素行《やまがそこう》は古学、伊藤仁斎は古義学、荻生徂徠《おぎゅうそらい》は古文辞学と呼ばれていますが、ここでは三つあわせて古学とします。

☆山鹿素行は、宋学には不満、周の時代の孔子の道の回復を説く

山鹿素行は九歳で林羅山の門下生として朱子学を学び、十五歳から軍学、神道、歌学を学びました。そうして宋学に不満をもち、批判をしたため、赤穂藩に預けられました。赤穂藩では赤穂藩士の教育を行ないました。

赤穂浪士の討ち入りがあまりにも見事だったので、山鹿流は「実戦的な軍学」という評判が立ちました。許されて江戸に戻ったあとは、軍学を教えました。

山鹿素行は、宋学に不満をもちましたが、儒教に対しては肯定的だったようです。それ

どころか、周の時代の孔子の道を回復しなければならないと説いたようです。

☆伊藤仁斎は理屈よりも血の通った人間的な心情を信頼していた

伊藤仁斎の古学は、当時支配的だった朱熹による経典の解釈を抜きに、直接、孔子、孟子の経典を読み、真意をくみ取るというものです。

当時は、朱熹による経典の解釈が新儒教であり、朱子学でした。そのうえ朱熹の朱子学は、学問体系としては非常に整ったものになっていました。そんななかでの朱熹の解釈によらず、孔子、孟子の経典を直接読むという主張は、とても大胆なものでした。

もともとの孔子、孟子の経典は、宇宙論に当たるもの、思弁的な体系のようなものが希薄でした。朱熹がそれらを補ったのですが、朱子学成立の過程で仏教のとくに禅学や老荘思想といった非儒教的な思想が流入したと、伊藤仁斎は捉えたのです。さらに、そのために経書の解釈に「偏り」ができたと。

それは、この時代の日本の儒学研究に共通してみられる傾向です。しかし、伊藤仁斎はこの点をとくに重視したので、古義学派と呼ばれたのでしょう。

朱熹は、儒教に禅学や老荘思想などを取り入れたわけであり、「流入した」わけではありません。なぜ、それらを取り入れたかというと、南宋の時代に儒教、仏教、道教という三つの教えが並び立っていて、儒教は学問的体系、宇宙論、思弁性が弱かったからです。そこで、それらを取り入れて宋学が優位な情況をつくりあげたわけです。

もうひとつは、朱熹の南宋は北方民族と、とても長い国境を接していました。それに、南宋自体が北方民族に北宋を壊滅させられたがゆえに、南に逃げてつくった国でした。その南宋も危なく、実際にほどなくモンゴルによって壊滅させられ、吸収されます。

最後に、伊藤仁斎は客観的でよそよそしい理屈があまり好きではなく、血の通った人間的な心情を信頼していました。この点をいちばん最初にあげるべきであったのかもしれません。伊藤仁斎は、孔子、孟子が好きだったのでしょう。論理的で体系的な、いかにも頭のいい朱熹が、それほど好きになれなかったのかもしれません。

☆荻生徂徠は朱子学を「憶測にもとづく虚妄の説」と一刀両断

荻生徂徠は、朱子学を「憶測にもとづく虚妄の説にすぎない」と、まさに一刀両断です。なぜ、それくらいにまで確信がもてたのでしょうか。

朱子学は、中国では新儒教ともてはやされ、朝鮮半島では、いまや自分たちのほうこそが宋学を担うのだと張り切っていました。日本では、徳川幕府の官学の地位にありました。いわば世間でも、知識人の間でも超一級の扱いを受けていたわけです。その朱子学を、荻生徂徠はまったくといっていいほど認めなかったわけです。

だからといって、徳川幕府と仲が悪かったわけではありません。それどころか、幕府側用人で譜代大名でもあった柳沢吉保や八代将軍・徳川吉宗の政治上の助言者でした。

荻生徂徠が徳川吉宗に提出した『政談』には、民が安心して生活できるようにすることが天下を治める正しい道であり、儀礼、音楽、刑罰、政治などの制度を上手に用いて、民の意見や才能を育み、発揮させることが肝要であるというようなことが書かれてあります。

これは、当たり前の理想論です。それを、わざわざ言っているのです。

赤穂浪士の討ち入りで全員切腹を強く主張し、そのとおりにさせたのも荻生徂徠でした。つい書き忘れてしまいましたが、荻生徂徠はれっきとした儒学者です。

☆古学は攘夷論の源流だろうか

『朱子学は合理主義思想であり、合理主義が支配する社会は変化を恐れ、柔軟性を欠いた官僚制的な世界になる。マックス・ウェーバーは、官僚制を「理性の鉄檻」と呼んだ』

「異能の官僚」であり評論家の中野剛志氏は、このように朱子学を見ておられます（『日本思想史新論』）。この場合の合理主義は、「理性の力で世界を支配する根本原理を発見することができ、その根本原理に基づいて理想的な世界をつくることができる」ということのようです。

どこかで聞いたことのある言い方です。マルクス主義、共産主義、社会主義がこのような考え方です。史的唯物論というのもありました。講座派というのもありました。「日本の陽明学および陽明学者には、西洋近代の自然科学を積極的に吸収しようという明らかな特徴があります」と先に述べました。

中野剛志氏は、「江戸時代の蘭学者たちは、西洋の科学を、朱子学における『窮理』、すなわち『理』を探求する学問として理解していた」と、『日本思想史新論』のなかで述べておられます。

伊藤仁斎は、朱子学の壮大な体系を批判したのですが、その体系を支えていたのは合理主義でした。「理性の力で世界を支配する根本原理を発見することができ……」という意味の合理主義です。伊藤仁斎が力を込めて破壊したのは、朱子学の壮大な体系を支えていた合理主義なのかもしれません。

荻生徂徠は、「伊藤仁斎が破壊した合理主義」を継承し、当たり前のことを当たり前に行なうことこそが大切であるとしたのかもしれません。「かくあらねばならない」というものを掲げた国は、そのほとんどが滅んでいます。厳格主義も、原理主義も、豊かに発展していく国をつくることはできませんでした。

伊藤仁斎から荻生徂徠に続く「実用の学問」こそが必要とされていたのかもしれません。古学を以上のように捉えると、西洋も東洋も含めて古学が攘夷論の源流であると言えるのかもしれません。

○近代日本の儒教

明治以降の儒教、朱子学、陽明学もとても重要です。三菱財閥の創設者である岩崎弥太郎、現みずほ銀行の創設者である渋沢栄一、軍神・広瀬武夫、日露戦争で日本海海戦に勝利をもたらした東郷平八郎、幸徳秋水、大逆事件に連座した奥宮健之、二・二六事件、文人画家の富岡鉄斎、『革命哲学としての陽明学』を書いた三島由紀夫、東京帝国大学卒業時に『王陽明研究』を出版し、日本および中国の識者を刮目させた安岡正篤、挙げればきりがありません。近代日本に足跡を残した多くの人物たちが儒教、朱子学、陽明学に影響を受けながら、日本の歴史を担ってきたのです。

このＰａｒｔⅡで述べてきたことは、プロローグでも述べましたように、松澤氏の協力を得ながらまとめたものです。参考にさせていただいた著書や論文については、参考文献の頁に掲載します。

日本と台湾を医療でつなげる

台北駐日経済文化代表処駐日代表（大使）　謝長廷

周東寛（台湾名は周徳寛）医師は、台湾高雄市で生まれ台東鎮で六年間過ごしました。その間、南投県竹山鎮社寮里のリゾート地で母方の祖父母と過ごした時期があったそうです。この土地は、今は〝紫南宮〟として有名になり、多くの人々が訪れて賑わっています。

その後、日本で育ち医学の道に進みましたが、こうした幼少期の体験を通して、目上の人を敬愛する、高齢者を大切にする生き方が育まれたのでしょう。そのことが、周東医師が本書で紹介されているような総合診療医として生きることにつながっているのだと思われます。

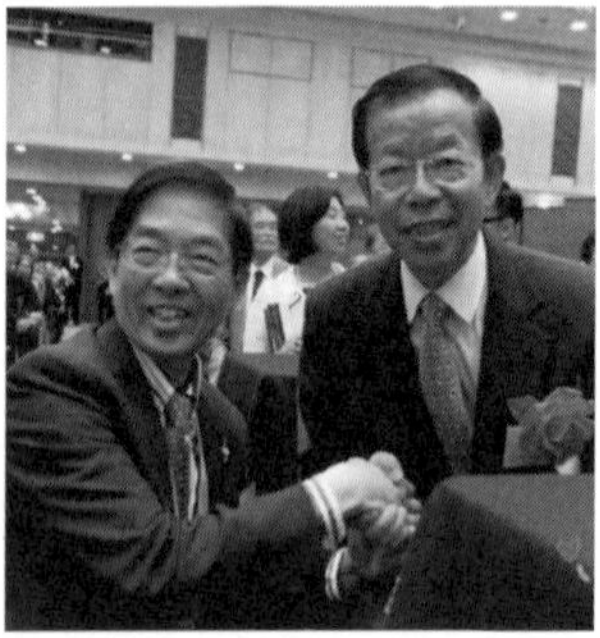

健康というのは「身、心、霊」のバランスが取れた状態です。絵画、書道、詩などの創作活動、本の執筆、歌手活動など、じつに多彩な能力を発揮されている周東先生ですから、

それらも医療の場で健康づくりに生かされていくことを期待しています。

本書の表紙に「芸術力で西洋医学と東洋医学をつなぐ」とありますが、周東医師が目指す医療こそ高齢化社会において健康長寿を実現する大きな力になると信じています。

エピローグ　「健全な身体には健全な魂が宿る」

「健全なる精神は健全なる身体に宿る」という諺がありますが、私は講演で「健全な身体には健全な魂が宿る」という話をよくします。

人の健康は、身体を健全にするだけでなく、霊魂心身すべてを健全にすることが必要です。家にたとえますと、霊と魂は家の基礎部分に相当します。その上に建つ家は身体に相当し、心はその家の雰囲気に相当します。

このたとえで言えば、家がどんなに丈夫に出来ていても、基礎部分が不安定だと、ちょっとした地震や強い風雨で傾いたり倒壊してしまうかもしれません。それと同じで、霊魂を大事にしないと心身の健康は確かなものにはなりません。

魂は気力や根性に関わり、霊は先祖代々伝わってくるもので遺伝的なものです。これを高めるには教養を高めること、子孫のために良き霊魂を遺すことが大事です。

私は、その上に立ってこそ、ほんとうの健康づくりができると考えています。生活習慣、生活環境に気を配りながら、ともに健康長寿に努めていきましょう。

【参考文献】

『魯迅文集』竹内好訳　筑摩書房
『魯迅 - 東アジアを生きる文学』藤井省三　岩波新書
『惜別』太宰治　新潮文庫
『人間・周恩来　紅朝宰相の真実』金鐘編、松田州二訳　原書房
『パリの周恩来　中国革命家の西欧体験』小倉和夫　中央公論社
『北京烈烈 - 文化革命とは何であったか』中嶋嶺雄　講談社学術文庫
『中国論自選集１文化大革命』竹内実　桜美林大学北東アジア総合研究所
『中国プロレタリア文化大革命資料集成』〔第一巻〕〜〔第三巻〕東方書店
『未完の文化大革命 - 中国の実験(1970年)』ジョーン・ロビンソン　安藤次郎訳　東洋経済新報社
『孔子神話』浅野裕一　岩波書店
『儒教とは何か増補版』加地伸行　中公新書
『論語 増補版』加地伸行　講談社学術文庫
『論語のこころ』加地伸行　講談社学術文庫
『「論語」再説』加地伸行　中公文庫
『内村鑑三における伝統と近代化』　国谷純一郎
『中国の人と思想８「朱子」』佐藤仁著　集英社
『日本思想史新論』中野剛志　ちくま新書
『おどろきの中国』橋爪大三郎　講談社現代新書
『日本政治思想史研究』丸山眞男　東京大学出版会
『現代政治の思想と行動』丸山眞男　未來社
Web
「日本における儒教文化の受容について」天理大学　方 献洲
「三浦梅園の哲學　極東儒學思想史の見地から」島田虔次

総合診療医として生きる

2017年10月28日　第1刷発行

著　者――――周東 寛

発行人――――山崎　優

発行所――――コスモ21
〒171-0021　東京都豊島区西池袋2-39-6-8F
☎03(3988)3911
FAX03(3988)7062
URL http://www.cos21.com/

印刷・製本――三美印刷株式会社

ISBN978-4-87795-359-1 C0030